プロブレム
Q&A

教えて！バイオハザード
［基礎知識から予防まで］

■

バイオハザード予防市民センター・著

緑風出版

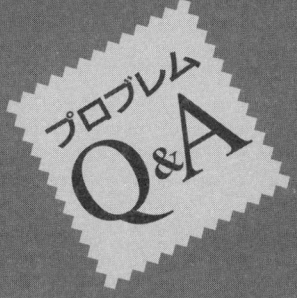

プロブレムQ&A

目次

プロブレムQ&A

Ⅰ 忍び寄る感染病と未知の病原体の恐怖

Q1 過去に制圧されたはずの感染病が、なぜ昨今猛威を振るっているのですか？ 12
最近また結核患者が増えているそうです。それはなぜですか。また、このように復活した感染病はほかにどんなものがありますか。

Q2 動物の感染病は人間にも感染することがあるのでしょうか？ 20
最近日本でも狂牛病に罹った牛が発見されて、多くの人々があまり牛肉を食べなくなりました。家畜やペットが罹る感染病に人間が感染することはあるのですか

Q3 未知の病原体が数多く出現しているというのは本当ですか？ 22
二〇世紀の末期に突然エイズが出現して、人類は震え上がりました。今までなかったか、または知らなかった感染病が発生しているのはなぜですか。

Q4 遺伝子組み換えによって未知の病原体が発生すると言うのは本当ですか？ 26
大腸菌O—一五七はもともと病原性のない大腸菌が赤痢菌の毒素遺伝子を獲得して発生したのだと聞きましたが、こうしたことは自然に起こることなのですか。

Ⅱ バイオ施設は本当に安全か？

Q5 バイオ施設とはどんなところですか？ 36
最近、次々にバイオ研究所が設立されています。また、P４施設の設置も計画されています。これらのバイオ関係の施設にはほかにどのようなものがありますか。

Q6 バイオ施設から病原体は外部に漏れるのでしょうか？ 42
バイオ施設には特別な設備が施されていると聞いていますが、水や空気や人の出入りがある以上、病原体を施設内に封じ込めるのは不可能ではないでしょうか。

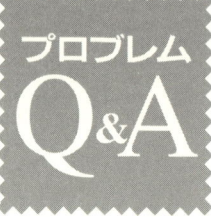

Q7 バイオ施設からの排気と共に病原体が漏れ出るのでしょうか？
排気口には高性能フィルター（HEPAフィルター）が装着されているので病原体は完全に捕捉されると言われていますが、実際には病原体は漏れているのではないですか。 50

Q8 旧ソ連時代、バイオ施設周辺で住民被害がでたという話を聞きましたが
バイオ施設側は、施設周辺で住民が被害を受けた事例はないと言います。しかし、旧ソ連では多数の死亡者が出る事故が起きたと聞きます。本当でしょうか。 54

Q9 大地震が起きてもバイオ施設は大丈夫なのでしょうか？
日本は地震国です。地震が起きたときにバイオ施設が地震に耐えられるか心配です。耐震基準があるといいますが、本当に大丈夫なのでしょうか？ 58

Q10 海外や国内のバイオ施設内で過去に感染事故が起きているのでしょうか？
安全キャビネットなどの封じ込め設備が格段に進歩したので、バイオ施設内で感染事故が発生するというのは過去の話ではありませんか。 62

Ⅲ バイオハザードとは？

Q11 バイオハザードとは何でしょうか？
近頃、バイオハザードという言葉をよく耳にしますが、その意味・内容がいまひとつよくわかりません。どういうことなのか、分かりやすく教えてください。 68

Q12 遺伝子組み換え技術はバイオハザードの原因になるのですか？
遺伝子組み換え技術は万能の技術だと言われているようですが、下手をするとバイオハザードの元凶になる恐れがあると聞きました。本当でしょうか。 74

Q13 実験動物もバイオハザードの原因になるのでしょうか？
今日、実験動物は厳密な衛生管理の下で飼われているので、病原体に自然感染している恐れはないと言われていますが、本当ですか。 84

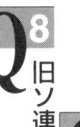

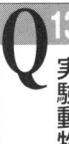

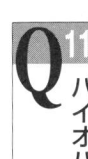

プロブレムQ&A

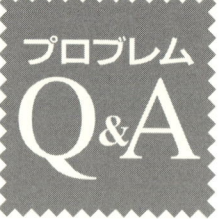

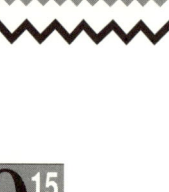

V バイオハザードを防ぐ取り組み

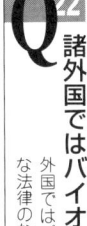

プロブレムQ&A

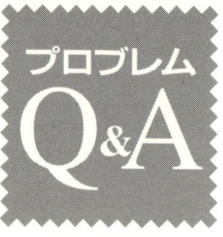

Ⅵ 資料

プロブレムQ&A

I

忍び寄る感染病と未知の病原体の恐怖

Q1 過去に制圧されたはずの感染病が、なぜ昨今猛威を振るっているのですか？

最近また結核患者が増えているそうです。それはなぜですか。また、このように復活した感染病はほかにどんなものがありますか。

感染病が起こるか否かという場合、大別して三つの問題を考えねばなりません。

第一は、人や動物の体に侵入・感染して病気を起こす作用を持つ病原体（病原性のある細菌、ウイルス、寄生虫、かび類）の問題です。第二は、病原体感染と発病の場である人や動物つまり感受性個体の問題です。そして、第三は、病原体が感受性個体にたどり着くルート（感染ルート）の問題です。

ここで「結核」という病気を取り上げてみましょう。結核とは結核菌の感染により起こる人・牛・鳥などの病気で、一般に慢性的な経過をたどります。全身のどの臓器にも結核菌は感染できますが、最も多い感染部位は肺です（肺結核）。つまり、空気感染（塵埃感染）ルートで入り込んだ結核菌が呼吸器系の終

感受性個体

ある病原微生物が、ある宿主（ヒト、動物、植物）に感染できるか否かを、宿主の側から言う場合、感染を受け入れる個体を感受性個体と言い、受け入れない個体を不感受性個体と言う。

たとえば、天然痘ウイルスに対し、ヒトは一般に感受性をもっているが、天然痘ワクチンを接種したヒトは天然痘ウイルスに不感受性の個体となる。

感染ルート

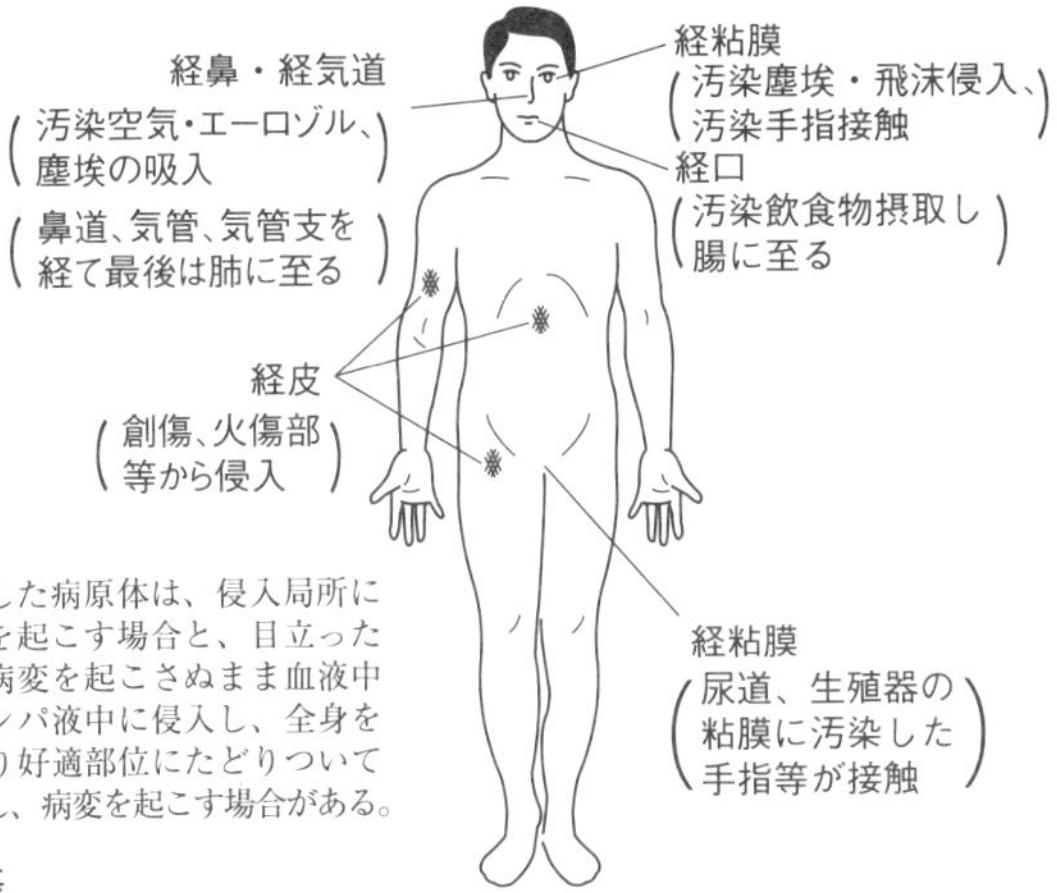

注）侵入した病原体は、侵入局所に病変を起こす場合と、目立った局所病変を起こさぬまま血液中やリンパ液中に侵入し、全身をめぐり好適部位にたどりついて増殖し、病変を起こす場合がある。

病原体類別表

類　　別		実　　例（順不同）
ウイルス		エイズウイルス（HIV）、肝炎(かんえん)ウイルス、はしかウイルス、狂犬病ウイルス、日本脳炎ウイルス、エボラ出血熱ウイルス、天然痘(てんねんとう)ウイルス
リケッチア、クラミジア		つつが虫病リケッチア、発疹熱(ほっしんねつ)リケッチア オーム病クラミジア、トラコーマクラミジア
細菌		結核菌(けっかくきん)、赤痢菌(せきりきん)、サルモネラ、コレラ菌、ペスト菌、炭疽菌(たんそきん)、破傷風菌(はしょうふうきん)、化膿(かのう)レンサ球菌、緑膿菌(りょくのうきん)
かび（真菌）		白癬菌(はくせんきん)、カンジタ、クリプトコッカス
内寄生虫	原虫	赤痢アミーバ、マラリヤ原虫（プラスモジウム） トリパノソーマ、トキソプラズマ
	蠕虫(ぜんちゅう)	日本住血吸虫(にほんじゅうけつきゅうちゅう)、有鉤条虫(ゆうこうじょうちゅう)、蟯虫(ぎょうちゅう)、蛔虫(かいちゅう)、十二指腸虫(じゅうにしちょうちゅう)、糸状虫(しじょうちゅう)、アニサキス

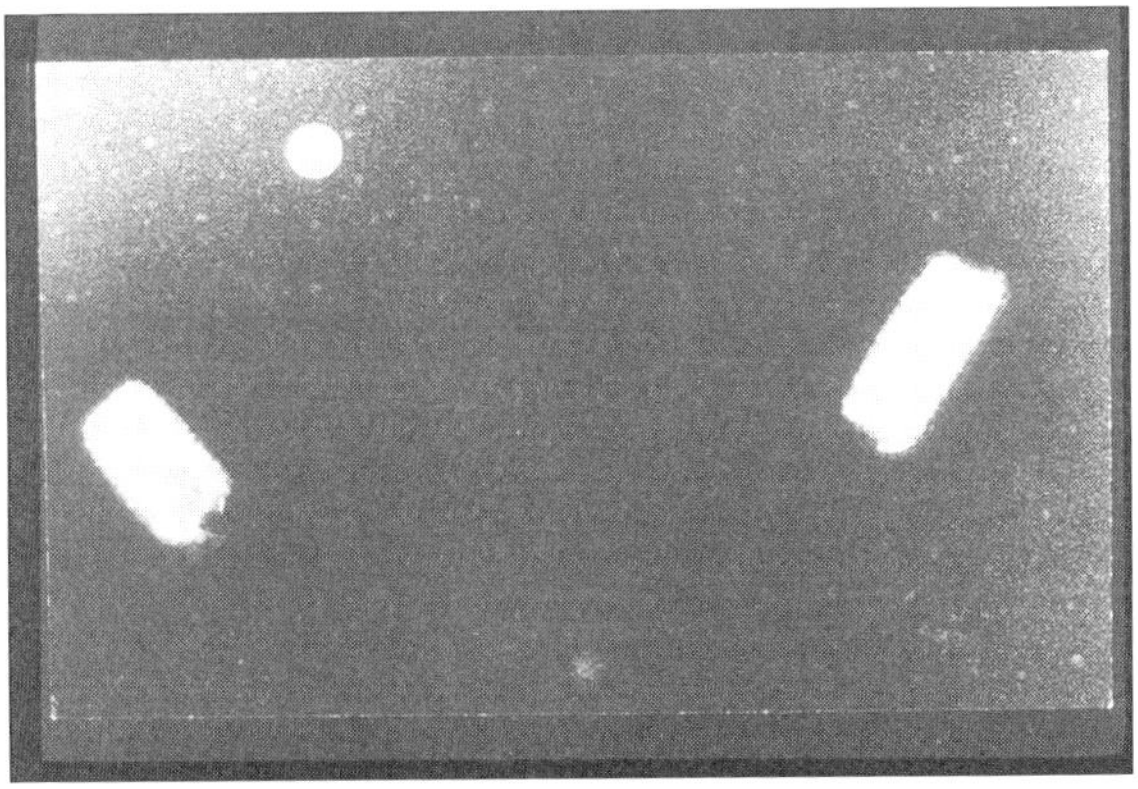

狂犬病ウイルス

点である肺にたどり着いて増殖し、病気を起こすわけです。昔の日本では国民病と言われるぐらい広く流行し、悲惨な犠牲者が多数出たものです。

結核の感染と発病は、他種の菌による感染病の場合と同じく、感染した菌の毒力の程度や量、感染ルートの存否、感染個体の抵抗力（免疫）の程度等が絡み合って成立します。

結核菌が感染しても発病に至らず健康を保てる場合もかなりあります。わが国で結核は、五十〜六十年前頃まで広く流行していましたが、次第に衰えて二十〜三十年前頃には新たな患者発生は滅多に見られなくなりました。それは、ひとつには各種の結核菌に良く効く薬（ストレプトマイシン、カナマイシン、パス、イソニアジド等々）が開発され、結核菌が制圧されたことによると見られます。また、人々の栄養状態や生活環境が改善され衛生思想も高まり、結果として人々の抵抗力の強化や菌の伝播範囲が縮小したためと考えられます。

ところが、抑えられたかに見えた結核は、一九九〇年代に入り再び徐々に勢いを取り戻し、時に集団的な感染をふくみ、主として老人や乳・幼児での発生例が目立って報ぜられるようになりました。一九九九年七月二十七日には、厚生大臣が「結核緊急事態宣言」を発表するほどの情況になりました。それまで、

結核緊急事態宣言

厚生大臣が一九九九年七月二十六日に発した宣言で、「今後結核の患者数は増加し、多剤耐性結核が蔓延する」との可能性を指摘し、「結核を過去の病気と捉えることを改めて、取り組まないと将来に大きな禍根を残す」との主旨を述べたもの。

自然界や人間社会の一部に潜んでいた結核菌が、またぞろ勢いを盛り返してきた理由はいろいろ考えられます。

第一は菌側の問題として、多用されている薬に対する耐性（抵抗性）が生じたことです。ですから、現存の薬ではもはや結核の治療は困難になっています。薬剤耐性の出現は、結核菌をふくむあらゆる種類の細菌に備わっている本性のひとつですから、特定の薬を汎用している限り避けられません。

第二は、高齢となり免疫力の衰えてきた人々、つまり結核感受性の高まった人々の全人口中に占める割合が増えていることや、生活環境・社会環境の激しい変動から来るさまざまなストレスに曝されて免疫力の低下した人々が増加していると見られることです。

そして、第三は、人々の交通や物流・交易などの発展に伴い、潜んでいた菌が一緒に運ばれ広く伝播することが以前よりも容易になってきたと考えられることです。

これらの理由は、未だ詳しく実証されているわけではありませんが、多くの情況証拠や既存の知識で理論的には十分成り立つことです。

右に述べた薬剤耐性を持つ結核菌出現の原因の第一は、医療機関での結核薬の多用にあります。なお、この場合、結核菌自身に耐性因子が生ずる場合と他種の菌に生じた耐性因子が結核菌に伝達される場合とが考えられます。第二に、畜産業や養殖水産業の現場で成長促進や流行病予防のために抗生物質が乱用されていることも見逃せません。そして、それらの現場に存在する特定の細菌等の薬剤耐性因子は、周辺の土壌や水圏に存在する多種の細菌・かび等に伝達されることになります。そこにたまたま結核菌が存在すればその耐性因子を受け取るのはごく自然のことです。そして、その耐性結核菌がさまざまなルートを介して人や動物に侵入・感染するというわけです。

　薬剤耐性の出現に関し、最近ではもうひとつ無視できない問題があります。それは、いわゆる遺伝子組み換え技術（二九頁の概念図参照）を中心とするバイオテクノロジーの発展に伴う問題です。遺伝子組み換え技術では、目的とする遺伝子だけでなくその遺伝子が宿主細胞にうまく組み込まれたか否かを知るための標識遺伝子（マーカー遺伝子）を一緒に導入します。このマーカー遺伝子として今日もっとも普通に使われているのは抗生物質耐性遺伝子です。たとえば、結核の特効薬と言われるカナマイシンに対する耐性遺伝子もマーカー遺伝子としてよく使われます。

耐性因子（耐性遺伝子）

　ある菌に効果を示すはずの薬が無効になった場合、菌体内では薬剤耐性因子（遺伝子）が活性化していることが多い。その因子は、ほとんどの場合、菌の染色体上ではなく、プラスミドと呼ばれる環状構造物上に存在する。プラスミドは、転移することができるので、ある菌体から別の菌体へと、場合によっては別種の菌体へも移行し、それにともない薬剤耐性因子も移行することになる。つまり、耐性がどんどん拡がるわけである。この耐性因子の伝達は、ヒトや動物の腸管内だけでなく、自然環境中でも起きているとみてよい。

抗生物質

　カビや細菌が作り出す物質で、他種の細菌、ウイルスまた動物細胞このようなバイオテクノロジーにより人工的に作られた遺伝子組み換え体が、不注意に扱われて排気や排水とともに実験施設外に洩れ出たりすれば、その組み換え体からの抗生物質耐性遺伝子が自然環境中に存在する各種の微生物や昆虫等々に伝達される可能性は十分あります。また、遺伝子組み換え植物が圃場で栽培されたり枯れてしまった場合、土壌中の微生物に抗生物質耐性遺伝子が伝達されていたことを示す論文も有ります。ですから、バイオテクノロジーは病原体の復活や突発出現に関係ありと憂慮する科学者が少なからずいるのです。

このような事情は結核だけでなく、コレラ、細菌性赤痢、サルモネラ症、化膿性連鎖球菌感染症等々、細菌による病気に限ってみただけでも数多くあります。もはやそんな感染病は消滅したと安心しているわけには決していかないことを、肝に銘じなければならない時代を私たちは生きているのです。

（ガン細胞）などに対しては、生育停止や殺滅する効果を示す物質。有名な物に、ペニシリン、スプレプトマイシン、テトラサイクリン、エリスロマイシン、カナマイシン、マイトマイシン等がある。

昔はカビや細菌の培養・発酵産物を抽出・精製していたが、最近では、発酵で作られるものを、さらに化学処理して半合成的に作られているものも多い。

標識遺伝子（マーカー遺伝子）

遺伝子組み換え技術で、目的とする遺伝子が首尾良く宿主細胞に組み入れられたか否かを判定するために使われる遺伝子のこと。

抗生物質耐性遺伝子がマーカーとしてしばしば使われる。目的遺伝子とともに抗生物質耐性遺伝子を組み入れられた宿主細胞は、抗生物質をふくむ培地でもどんどん発育する。その発育状態を見て、目的遺伝子もうまく組み入れられたものと判断することができる。

コラム①

予防接種禍（ワクチン禍）

「禍」とは一般に思いがけない災いのことを意味しますが、予防接種（ワクチン接種）に伴って発生する副作用事故（法的にいうと健康被害）と、それによって生み出されるさまざまな障害のことを一般に予防接種禍、あるいはワクチン禍と呼んでいます。

ワクチンにより体内にできた抗体が、うまく病気を防ぐ場合（免疫）と、過剰反応を引き起こす場合（アレルギー）とは表裏一体の関係にあるため、予防接種が行なわれる限り、副作用事故は必ず発生する宿命ともいえます。ですから、副作用をできる限り減らすために、安全性の確認されたワクチンの接種が求められるのは当然です。ちなみに二〇〇〇年十二月三十一日までに厚労省が認定したワクチン被害者の総数は四〇一六人です。

一九七〇年七月三十一日までは、日本には法的には予防接種事故は存在しないことにされていました。実際は多数の子供達が犠牲となっていたのですが、行政当局によりひた隠しにされていたため、社会問題化しませんでした。たとえ被害の救済を申し出ても〝異常体質〟で片付けられ、被害者は泣き寝入りするほかなかったのでした。

しかし、インフルエンザ集団接種などによって被害が社会問題化するとともに、全国各地にボイコット運動が燃え広がりました。その一方で、被害児を持つ東北大学名誉教授・吉原賢二さんらの献身的活動によって全国の被害者の実態調査が進められ、一九七〇年に「全国予防接種事故防止推進会」が設立されました。そして、当時の厚生省に被害者の公表と救済を求めましたが、誠意ある回答は得られませんでした。

一九七三年に六三家族の原告団を結成し、被害者救済と国家賠償を求めて東京地裁に提訴し、二十年後の一九九二年に高裁判決で原告の勝訴が確定しました。

この裁判では被害認定基準として裁判所が採用したいわゆる「白木博士の四原則」が大きな役割を果たしました。それまではワクチン被害を認定する基準（ものさし）がなく、裁判所に訴え出ても予防接種被害と認定されなかったのです。

その四原則とは①ワクチン接種と予防接種事故とが時間的、空間的に密接していること、②ほかに原因となるべきものが考えられないこと、③副反応と後遺症が、原則として、質的・量的に強烈であること、④事故発生のメカニズムが実験・病理・臨床（りんしょう）などの観点から科学的・学問的に実証性や妥当性があること、です。

白木博次博士（元東大医学部長）は、予防接種禍のもう一つの側面として、介護者（かいごしゃ）としての父母たちの苛酷（かこく）な現実を裁判所に証拠として提出しました。原告患者と家族の実態を調査し、その惨状を目のあたりにして、憲法二五条一項の「健康で文化的な最低生活」にとても及ばないものであることを指摘しました。

さらに近年の深刻な問題としては、接種禍にさらされて障害を持つ人々を介護している人の高齢化が挙げられます。障害者も次第に年をとり、それとともに介護している親も高齢となり介護に耐えられない状態になります。スモンなどに較べ低く抑えられている予防接種被害家族の介護加算を早急に引き上げることが必要です。

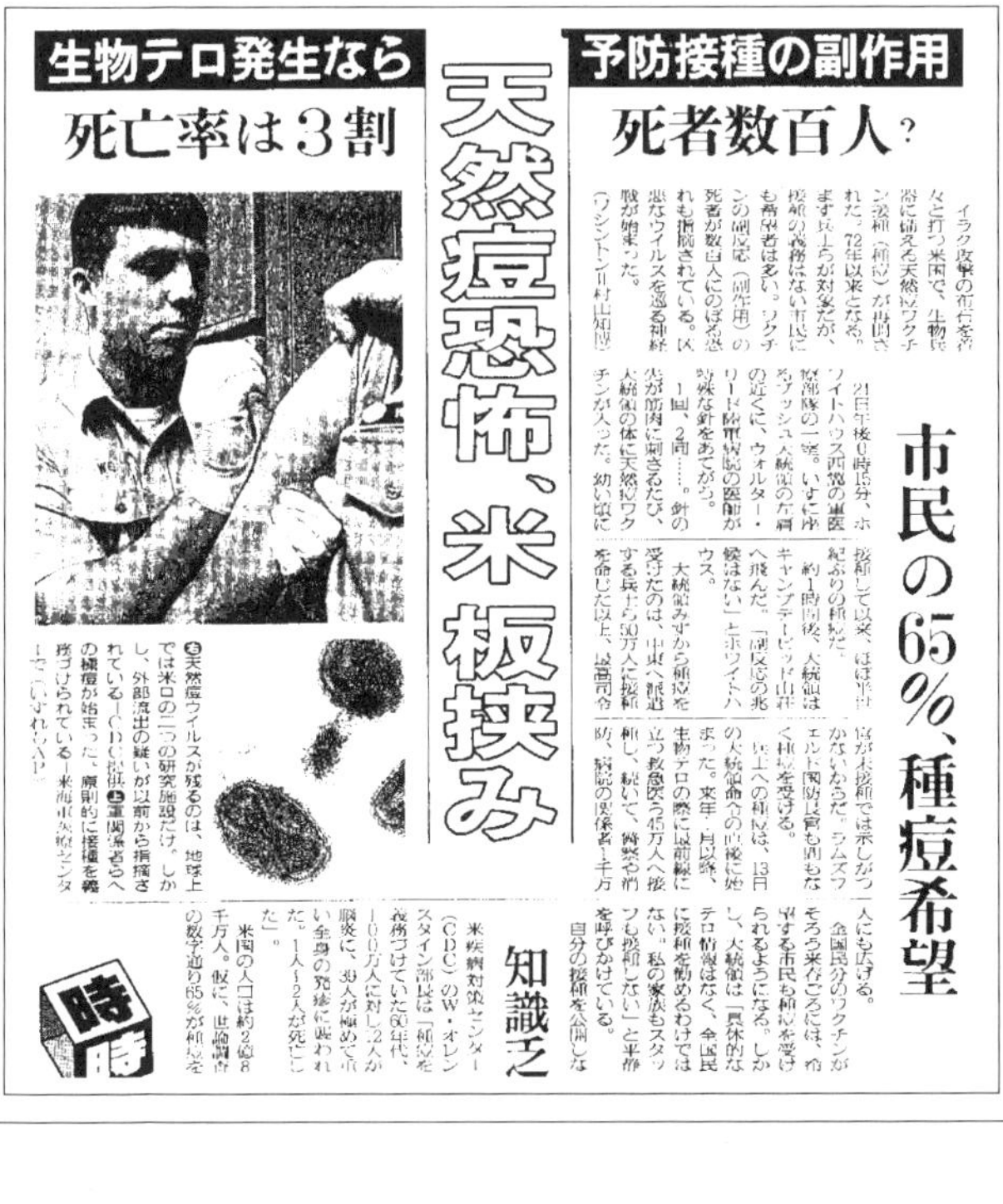

予防接種の副作用

死者数百人？

天然痘恐怖、米板挟み

市民の65％、種痘希望

イラク攻撃の宿命を背負う米国で、生物兵器に備えた天然痘ワクチンの接種（種痘）が再開された。72年以来となる。まず兵士らが対象だが、接種の義務はない市民にも希望者は多い。ワクチンの副反応（副作用）の死者が数百人にのぼる恐れも指摘されている。凶悪なウイルスを巡る神経戦が始まった。（ワシントン＝村山知博）

21日午後0時15分、ホワイトハウス西棟の軍医療部隊の一室。いすに座るブッシュ大統領の左肩の近くに、ウォルター・リード陸軍病院の医師が特殊な針をあてがう。1回、2回……。針の先が筋肉に刺さるたび、大統領の体に天然痘ワクチンが入った。幼い頃に接種して以来、ほぼ半世紀ぶりの種痘だ。

約1時間後、大統領はキャンプデービッド山荘へ飛んだ。「副反応の兆候はない」とホワイトハウス。

大統領みずから種痘を受けたのは、中東へ派遣する兵士ら50万人に接種を命じた以上、最高司令官が未接種では示しがつかないからだ。ラムズフェルド国防長官も間もなく種痘を受ける。

兵士への種痘は、13日の大統領命令の直後に始まった。来年1月以降、生物テロの際に最前線に立つ救急医ら45万人へ接種し、続いて、警察や消防、病院の関係者1千万人にも広げる。

全国民分のワクチンがそろう来春ごろには、希望する市民も種痘を受けられるようになる。しかし、大統領は「具体的なテロ情報はなく、全国民に接種を勧めるわけではない。私の家族もスタッフも接種しない」と平静を呼びかけている。

自分の接種を公開しな

生物テロ発生なら

死亡率は3割

知識之

米疾病対策センター（CDC）のW・オレンスタイン部長は「種痘を義務づけていた60年代、100万人に対し12人が脳炎に、39人が極めて重い全身の発疹に襲われた。1人〜2人が死亡した」。

米国の人口は約2億8千万人。仮に、世論調査の数字通り65％が種痘を

㊨天然痘ウイルスが残るのは、地球上では米ロの二つの研究施設だけ。しかし、外部流出の疑いが以前から指摘されている＝CDC提供　㊤軍関係者らへの種痘が始まった。原則的に接種を義務づけられている＝米海軍医療センター＝AP

時時

Q2 動物の感染病は人間にも感染することがあるのでしょうか？

最近日本でも狂牛病に罹った牛が発見されて、多くの人々があまり牛肉を食べなくなりました。家畜やペットが罹る感染病に人間が感染することはあるのですか

人や動物に病気を起こす病原体には、人と動物とで共通のもの（人獣共通病原体）が極めて多種類あります。ですから、動物で発生した感染病の多くは人でも起こり得る（およびその逆）と見る必要があります。そして、感染病の原因を探究し予防対策を樹立するには、この点を常に念頭に入れておくことが大事です。人獣共通病原体が普段、自然生態系の中に潜在していて、何かの誘因により増殖したり変異したりして、人や動物の体内に入り込み、病気を起こす恐れは、いつでもどこでもあると考えられます。

人獣共通感染病には、人間以外の家畜や野生動物で最初に発見され、その後に人間でもみつけられたというものもあります。その一例は、最近、社会的にも政治的にも大問題となっている牛海綿状脳症（ＢＳＥ、俗称：狂牛病）の発生

牛海綿状脳症（ＢＳＥ）

一九八六年、英国で初めて発生報告のあったウシの病気。九七年までに、約一六万七〇〇〇頭が英国全土でＢＳＥと診断され、と殺処分された。

ＢＳＥのウシは、さまざまな運動神経失調症状を示し転倒しやすい。死亡またはと殺処分後の脳の病理解剖検査による所見は、人のＣＪＤ（次項）やクールー病、ヒツジのスクレイピーと似ており、脳に多数の空胞が存在する。

原因は、ヒツジのスクレイピーの病原体プリオンと同じと見られている。

です。この病気は、もともとヒツジで起こるスクレイピーという難病の病原体（プリオンと呼ばれる）を含んでいたとみられるヒツジ由来の肉骨粉（にくこっぷん）を飼料として与えられていたウシで発生し、世界的に注目を集めました。そのうちに、人々（若い人も含む）の間でもウシのＢＳＥやヒトのクロイツフェルト・ヤコブ病（ＣＪＤ）とよく似た病気が発生しました。その病名は、新変異型（しんへんいがた）クロイツフェルト・ヤコブ病（ｎｖＣＪＤ）と言います。

とにかくこの病気は、家畜であるウシで初めて見いだされたものがやがて人間にもみられるようになったわけで、近年における重大な人獣共通感染病の出現と言うことができます。

ＢＳＥ以外にもこの範疇（はんちゅう）に入れられる感染病流行はいろいろあります。たとえば、インフルエンザの流行については、鳥類→ブタ⇄ヒトというウイルス伝播経路（でんぱけいろ）のあることが知られています。ついでですが、中国のウイルス研究施設から、ソ連型のインフルエンザウイルス（一九五〇年代に流行したＮ１Ｈ１型の凍結保存株）が、一九七七年に何らかのミスで外部環境に洩れ出てしまい、世界的なインフルエンザ流行の発端となったことが伝えられていますが、これは病原体施設が感染病の流行発生源になり得ることの例証と言えます。

人へ伝播することもあるとみられている。またスクレイピーのヒツジからウシへ拡がった可能性が大きい。

クロイツフェルト・ヤコブ病（ＣＪＤ）

一九二〇年にドイツの医師ハンス・クロイツフェルトが初めて報告し、翌年アルフォンス・ヤコブが同様の症例（五人）を報告したことから、両人の名を取って命名された中枢神経系の慢性経過をたどる病気。

脳の萎縮・空胞変性が著しく、患者は、末期には痴呆状態になり死亡する。

Q3 未知の病原体が数多く出現しているというのは本当ですか？

二〇世紀の末期に突然エイズが出現して、人類は震え上がりました。今までなかったか、または知らなかった感染病が発生しているのはなぜですか。

世界保健機関（ＷＨＯ）は一九八〇年に天然痘の根絶宣言をだしました。人類はついに感染病を克服することに成功しはじめ、いずれ地球上からすべて根絶できるのではないかと夢見る雰囲気が生じ、つぎの標的をポリオの根絶に向けました。わが国でも、ほとんどの感染病は社会問題になることもなくなり、もう感染病の研究を続ける意味がないのではないかと言われるような雰囲気が確かに一時ありました。それまで法律で規定された伝染病をはじめ感染症の研究を行なっていた国立予防衛生研究所（現在、国立感染症研究所）でも、これからは難病や癌の研究に専念する必要があるのではないかと言われたものでした。

確かに国際的にみればマールブルグ熱とかラッサ熱とかエボラ出血熱などの

ＷＨＯ
World Health Organization. 世界保健機関の略称。国連専門機関の一つで本部はスイスのジュネーブに在る。設立は一九四八年で、日本は一九五一年に加盟。世界の人々ができるだけ高いレベルの健康を保てるよう、ＷＨＯはさまざまな活動を続けている（たとえば、天然痘撲滅活動、人口対策、禁煙運動等々）。

マールブルグ熱
一九六七年に西ドイツとユーゴスラヴィアで発生した急性の発熱性・出血性全身感染病。マールブルグウイルスと呼ばれるウイルス（フィロウイルス科に属す）が原因で起き発生はありましたが、それらは海外の病気だとの認識がありました。

武蔵村山市にある国立感染症研究所の分室の敷地内にこれらの出血熱ウイルスの実験施設（最高度に危険な病原体取り扱い施設、Ｐ４レベル）が建設されましたが、周辺住民の反対で稼働されないまま今日にいたっています。

ところが一九八〇年代になって、エイズの発生が米国で報告され、それは瞬く間に世界中の大問題となりました。いまだに確実な感染予防のワクチンは実現してません。

また、腸管出血性大腸菌Ｏ―一五七Ｈ七血清型（略して大腸菌Ｏ―一五七）による食中毒でたくさんの死者がでるようになりました。牛海綿状脳症（狂牛病）の病原体プリオンについては、まだ未解決の問題だらけです。腎症候性出血熱の原因病原体として知られるハンタウイルスによる致死的な肺炎患者発生も、米国で初めて報告されたあと各地で続いて発生しています。

同じく肺炎の症状を示すレジオネラ症の場合は、本来土壌に棲息するレジオネラ属の細菌が、ビルなどの冷却塔の冷却水中で増殖し、水滴とともに飛散して空気取り入れ口を通り空調ダクトを通して室内に集まっていた多くの人たちに感染し、肺炎による多数の死者がでたものですが、その後、室内ばかりでな

る。

初めての患者は、ミドリザル（アフリカ原産）の臓器を取り扱っていた研究員であった。その後、夫婦間でもこのウイルスは伝わることが判明した。

初期の発病者数は二五名で、うち七名が死亡。二次感染者は六名であった（二次感染では死亡者なし）。その後、アフリカ各地で時々本病の発生が報じられている。

本病原ウイルスをもともと保有している野生動物は何か、今なお不明である。

ラッサ熱

アフリカ大陸にいる野生の大型のネズミ、マストミスに元来棲み着いていたラッサウイルス（アレナウイルス科に属する）によって起こる急性の出血熱性の病気。

この病気の患者は一九六九年、ナイジェリアで初めて発見された。

エボラ出血熱

一九七六年、アフリカのザイールとスーダンで発生した急性・出血性

く室外の通行人にも感染発病する例がでています。また消毒が不完全であった循環水利用型浴場施設での感染発病がわが国でもしばしば認められます。レジオネラは土壌由来の細菌ですから、どこにでもみられるものですが、都市型の生活様式にともなって増殖した菌がばら撒かれることで、とくに老人など抵抗力の低下した人たちにとって致命的な問題となっています。

　病原体が分離されますと、それまでに知られている細菌やウイルスなどと比較検討して性状が調べられます。未知の病原体と思われる場合でも、詳細にその性質が調べられると、これまで知られていた病原体との違いがわかってきます。そして、局限された社会で外部との交流が乏しかった地域に留まっていたもの、いわば風土病としてその地域でそれほど大きな社会的被害をもたらさずに長らく存在していた感染病が、交易、開発、戦争などで突然、他地域へ波及した場合、甚大な被害をもたらす大流行になることがあります。

　このような病原体の多くは、本来野生動物の間に留まっていたものが人間へ感染するようになったのだろうと考えられています。たぶん最初、野生動物の社会での感染流行があったのでしょう。そして野生動物社会に侵入して共存状態になっていく過程で人間への感染が動物種差を越えて行なわれたと考えられ

の病気。その後何回もアフリカ各地で流行発生が報告されている。

　マールブルグウイルスと同じフィロウイルス科に属するエボラ・ウイルスにより起こる致死率の高い病気である。初患者の住む地の近くのエボラ河の名から命名された。

エイズ

　免疫機能の不全により起こる全身性の慢性病。原因は、レトロウイルス科に属するエイズウイルス（ＨＩＶ）である。この病気は一九八一年に初めてアメリカで報告されたのだが、アフリカの一部地域に潜在流行していたとも言われている。

　エイズウイルスは免疫系の細胞（ヘルパーＴリンパ球）に特異的に感染し、その機能を失調させる。ＷＨＯによると二〇〇一年十一月現在の全世界におけるエイズ患者数は二七八万人余である。

腎症候性出血熱

　ブニヤウイルス科に属するハンタウイルスにより起こる病気。腎障害を主とする症候群である。ハンタウ

ます。一般にある病原体が初めてもちこまれた土地で猛威を振るうというのが感染症の歴史に見られる通則です。やがてその新しい社会でしだいに慢性化していきます。これまでのどのような感染病でも社会全体が絶滅した例は記録されていません。だからと言って決して軽視してよい問題ではありません。

エイズやＢＳＥ（俗称、狂牛病）では、サル類やヒツジ由来の病原体が取りざたされており、人為的な条件が病原体発生に関与しているとの主張もあります。また、家畜や魚類生産に関連する抗生物質の乱用は耐性菌が頻繁に出現することの背景にある問題として由々しいことです。病院内での感染予防が急務とされているものには多剤耐性の黄色ブドウ球菌をはじめ、腸球菌、緑膿菌など多種多様な病原菌があります。

とにかく、今私たちは未知の病原体がつぎつぎと出現する時代に生きている、と言えます。

イルスにはもうひとつのタイプとして主に肺炎症状（呼吸器障害）を起こすものがある。腎症候性出血熱ウイルスは、中国、韓国、日本を含む東アジア一帯に常在するウイルスで、野生のネズミ類に潜在感染している。孫呉熱（そんごねつ）、梅田熱、韓国出血熱とも呼ばれていた。

近年わが国でも、突然、実験動物施設のラットに流行があり、飼育管理技術者や実験者に感染が拡がった事件があり注目された。

病院内感染（院内感染）

病院内環境、医療器具・器材、医療従事者の衣服や手指等が汚染しているのが原因で、患者に細菌等の感染を広げてしまうこと。メチシリン耐性黄色ブドウ球菌（ＭＲＳＡ）やバンコマイシン耐性腸球菌（ＶＲＥ）によることが多い。院内には抵抗力の衰えた人や免疫抑制処置を受けている人も多いため、普通は無害の菌によっても院内感染はしばしば起きている（例えば、レジオネラやセラチアによる例が報じられている）。

Q4 遺伝子組み換えによって未知の病原体が発生すると言うのは本当ですか？

大腸菌O―一五七はもともと病原性のない大腸菌が赤痢菌の毒素遺伝子を獲得して発生したのだと聞きましたが、こうしたことは自然に起こることなのですか。

実験室で病原性のない細菌（さいきん）に病原性のある細菌の遺伝子を導入して病原菌をつくることは、今では理論的にも実際的にも簡単にできます。問題はそのようなことが自然界で起きているかということです。また、実験室で作り出された病原性のある遺伝子組み換え細菌が、外部環境に洩れ出て、自然界でその病原性遺伝子を他種の微生物に伝えてしまうようなことがあるか否かです。これらは、いずれも有り得ることと考えられます。

病原体を取り扱っている研究機関は、公的機関、私企業ともに世界中に数多くあります。研究成果は整理されて学術雑誌に発表されますが、そこに至るまでには、激しい競争があります。発表に先立って研究の進行状況の詳細を公開することは、お互いの手の内を明かすことでもあり、競争相手を利することになりますから、まず考えられません。また、不成功のため途中で止めてしまう研究の数は成功例を上まわるものと思われます。そして、企業には排他的な利益追求の本性があるので秘密や隠蔽は当然のことと考えられています。ですから研究施設（とくに私企業）の中で進行していることの詳細は当事者以外には関知できないのが普通です。

もちろん遺伝子組み換えを用いた研究を進めるに当たってはいくつかの制約があります。しかし、わが国には、研究を推進する側の自主的な指針しかなく、たとえ事故があったとしても公的な査察を受けて実験室が閉鎖されるようなことはありません。研究結果の成果が発表されるまでにどのようなことが実験室で進行したのかとか、研究の過程で捨てられていった遺伝子組み換え体は確実に消毒処置されたかどうかといったことは、各研究者の良心による公表にまかされています。被害が出て社会的に問題になるまでは基本的に外部では関知できない構造になっているのです。

未知の病原体

ところで、未知の病原体と思われていたものの中には、たとえば以前から非

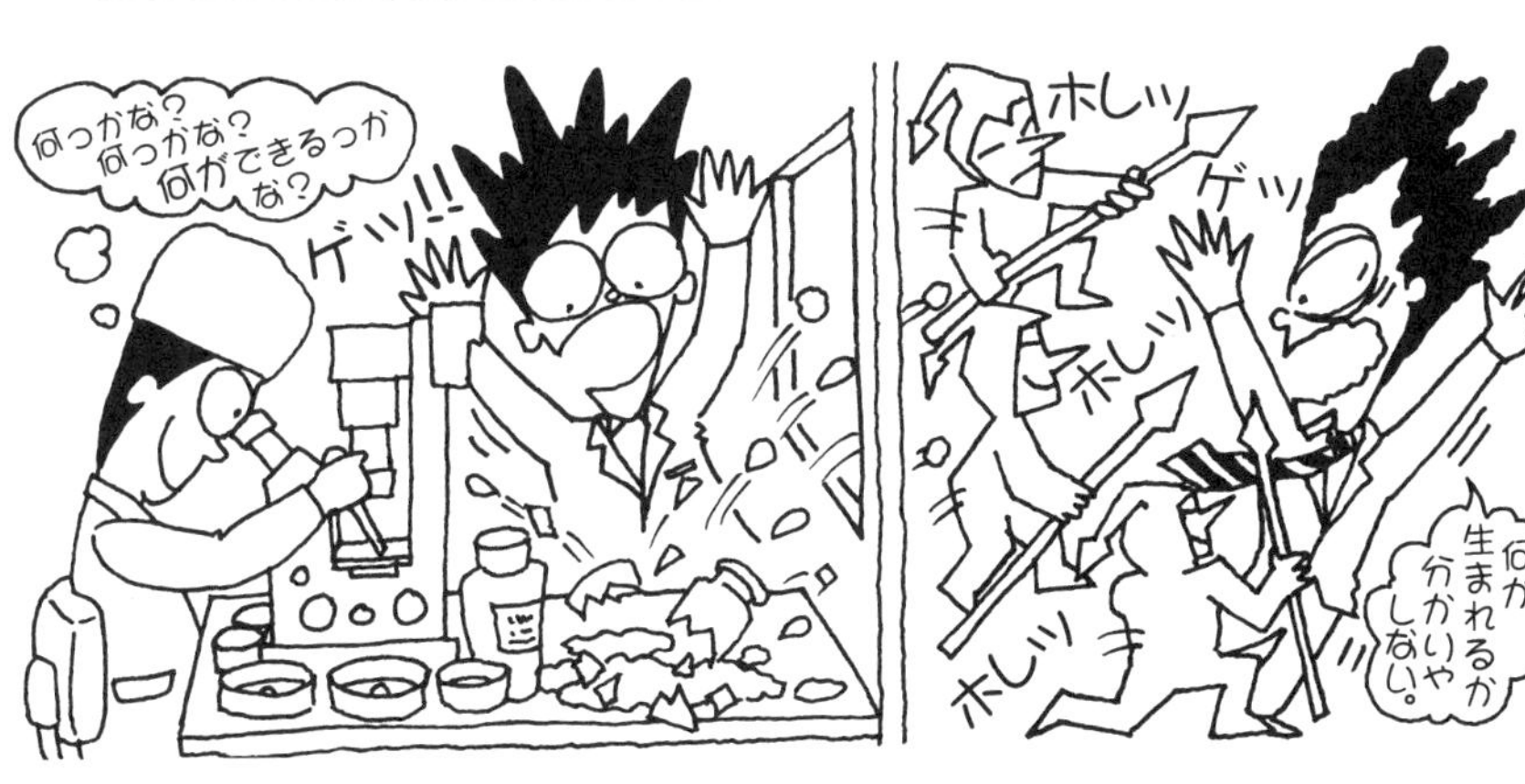

A非B型肝炎ウイルスとして一括されていたものが、知識や技術の進展によって次第にくわしく分類されるようになったものがあります。病気の原因がよくわかっていなかったもので、のちのちその病原体が判明する例は今後もでてくるでしょう。また、どこかに潜んでいた病原体でいずれ正体が明らかにされるものもあると思います。

今日出現してきている新しい病原体の多くは、従来から持っていた性質に何らかの新しい性質が加わって新たな激しい病気を生み出しています。自然界で遺伝子組み換えや突然変異が頻繁に起きるためには、以前には存在しなかった何か具体的な条件があると考えられます。それが何であるかは今後、解析が進めば明らかになってくるでしょう。

今日、軽視できないことは、突然変異も遺伝子組み換えもバイオ施設では人為的に実現できるのであって、たぶん、自然界で起こるよりは比較にならないほど迅速・強引にできるということです。悪意を持って実現しようとする人はまずいないでしょうが、気が付かないうちにできてしまうこともあり得ます。

さらには、現在、人や動物の細胞や臓器の利用をめぐって激しいバイオ技術競争が展開されていますが、これらに含まれる未知の病原体、特に種の壁を越

非A非B型肝炎ウイルス

肝炎を起こすウイルスにはいろいろある。A型ウイルスやB型ウイルスが発見された時点で、この二種以外にも肝炎ウイルスがあることが分かってきたので、それらを総称して、A型でもB型でもない、つまり非A非B型ウイルスと呼んだ。その後、C型、D型、E型、F型そしてG型と、次々に新しい種類の肝炎ウイルスが発見されるに至った。わが国では、非A非B型の大部分はC型である。E型、F型は海外で多く見い出されている。なおB型とC型ウイルスは輸血を介して感染することが多かったので、昔は血清肝炎ウイルスと呼ばれていた。

えて伝播し得る未知病原体の問題は深刻です。このことは大腸菌には本来存在しなかった赤痢菌の毒素（ベロ毒素）の遺伝子を持つ大腸菌O―一五七の出現とそれによる被害を考えれば明白です。

なお、遺伝子組み換え技術が関わるバイオハザードについて最も警戒を要するのは、病原体の研究において必要な病原性や毒力に関係する遺伝子を取り出したり、増幅したり、非病原体に導入したりする技術です。このような技術は、倫理的立場を無視した悪魔の生物兵器開発に通じますから、たとえ基礎研究上どれほど必要であるにしても、社会的監視と法的規制の下でしか許されるべきではありません。未だ誰にも知られていない恐るべき新種の病原体を意図的に密かに作り出せる技術を、今や望む人は誰でも使える時代です。科学者や技術者の倫理や自主性にだけ頼って〝悪魔の技術〟を放任することになっては大変です。

遺伝子組み換えの方法

遺伝子組み換えとは、主として種の異なる生物の遺伝子ＤＮＡ

〔遺伝子組み換え実験手技概念図〕

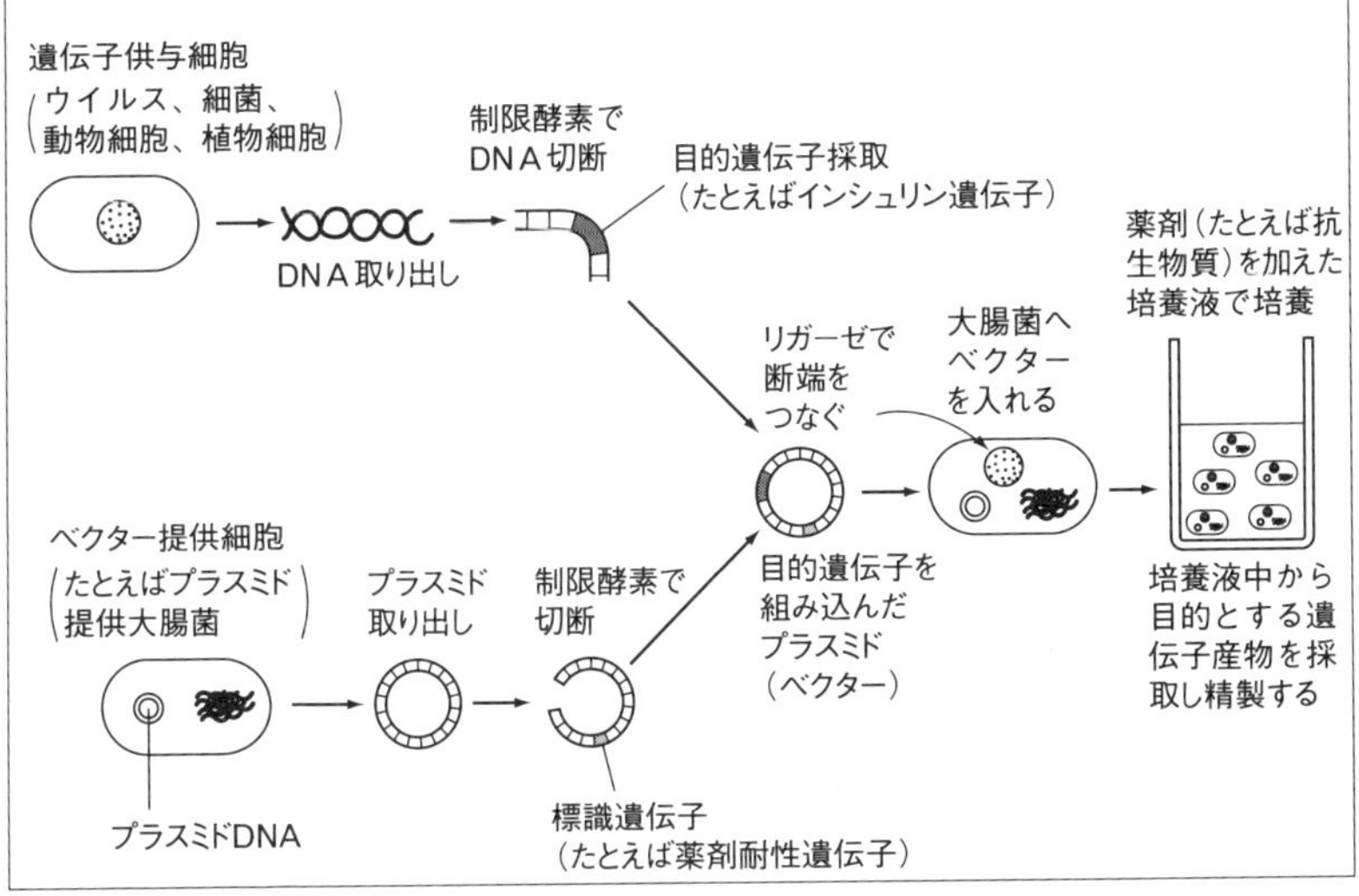

を別の生物の染色体（主としてDNAより成る）に人工的に導入することです。
遺伝子組み換え技術は現在では主として三つの目的に応用されています。

第一は、医薬品として特定のタンパク質（例えば、タンパク質ホルモンであるヒトインスリン）を大量に産生させ確保することです。第二は、遺伝子組み換え生物を作成することです。第三は、いわゆる遺伝子病を治療するためです。

遺伝子組み換えの方法はいくつかあります。細菌を例にして説明しましょう。しばしば採用されているのがプラスミドを用いる方法です。

この方法では、まず、目的タンパク質遺伝子を持つ菌体（細胞）からその遺伝子DNAだけを取り出します。その時にDNA分子を特定の部位で切断するハサミの役割をする制限酵素を使います。このようにある目的遺伝子を取り出すもととなる生物をDNA供与体といいます。他方、細菌（例えば大腸菌）の構成要素であるプラスミドと呼ばれる環状のDNAを取り出し、同じ制限酵素を用いて一定の部位で切断します。その切断された部分に先に取り出した目的遺伝子DNAをはめ込み、つなぎます。そのときにノリの役割をするのがDNAリガーゼという酵素です。そして遺伝子を組み込まれたプラスミドを再び細菌（たとえば大腸菌）の細胞内に入れます。すると、この細菌は異なる生物由来

制限酵素
細菌体内に存在する酵素で、元来は、細菌に侵入してくるウイルスであるバクテリオファージや裸のDNAを切断排除するものであった。つまり、DNAの塩基配列の特定部位を認識し、切断する働きを持つ酵素。
各種の細菌から既に三〇〇種以上の制限酵素が発見され、抽出・精製され、市販されている。遺伝子組み換え技術にとり不可欠の酵素である。

プラスミド
細菌の細胞質内に存在する環状のDNAで、染色体DNAとは独立して自己増殖する。薬剤耐性遺伝子の多くはプラスミド上に存在する。細菌細胞どうしの接合によりプラスミドは同種のみならず他種細菌にも転移しうる。

リガーゼ
種々の生体分子、例えばDNAの合成や修復に関わる重要な酵素。分断した状態のDNAをつなぎ合わせ

の遺伝子を有する状態になり、その働きによって目的となるタンパク質を作り出すようになります。

この時、プラスミドは目的とする遺伝子を他の生物に運搬する役割をするので、ベクター（運搬役）と呼ばれます。また、このように他の生物から本来自分にない遺伝子を導入された生物をＤＮＡ受容体といいます。そして、出来上がった生物を遺伝子組み換え体と呼びます。そしてこの組み換え細菌を培養して増殖させますと、目的のタンパク質が大量に得られるわけです。

また、細菌に感染するバクテリオファージというウイルスをベクターとして用いる場合もあります。その場合には、目的遺伝子を組み込まれたファージが細菌（つまり遺伝子を受け取る菌体）に感染することによって、目的遺伝子が導入されます。

なお、第二の遺伝子組み換え生物の作成の場合のＤＮＡ受容体は、動植物の細胞（動物では主に受精卵）です。

また、第三の遺伝子治療の場合のＤＮＡ受容体は人体の細胞というわけです。

る働きをする。制限酵素と並んで遺伝子組み換え技術にとり不可欠の酵素である。

ファージ（バクテリオファージ）
細菌ウイルスとも言われる。細菌を宿主とするウイルスのこと。自己増殖の機構を研究するために盛んに用いられ、分子生物学の発展に役立っている。
なおウイルスは宿主細胞が動物細胞か、植物細胞か、細菌かにより、それぞれ動物ウイルス、植物ウイルス、細菌ウイルス（ファージ）の三つに大別される。

コラム②

立花隆流のバイオテクノロジー推進論のいかがわしさ

“科学技術立国”とは何かをまず考えてみましょう。それは、ひとくちに言って、科学技術を発展させ推進することを国家政策（国策）の基本とし中心に据えるという、政治家や行政官僚のスローガンです。そしてそれに煽られて、自分たちの研究分野への多額の資金の流入や社会的地位を固めることを狙う科学者ならぬ学界政治屋たちがいることも確かです。また、これらの動きの背後には、人々の健康・福祉・文化的生活や自然環境の保全といったことを無視または軽視し、ひたすら国際競争力を高め最大限の利潤を獲得することを意図する産業界が控えています。

しかも、比較的最近までは研究費の不足に悩まされ体制批判の思いを持っていた第一線の研究者の多くは、今では豊富になった研究費を前にして科学技術立国のスローガンを安易に受け入れています。

極言するならば、現今の科学者・技術者の多くは、真理の探求などとは無縁の立場で、巨大企業に操られ個性の発揮を抑えつけられながら、画一的に科学技術の研究や開発の仕事をしているのです。バイオテクノロジーをめぐる現今の社会情況もまさにこのようなものと見られます。バイオテクノロジー開発・推進は、今や“国策”として人々の眼前で大手を振っているのです。

このような構図を考えると、“科学技術立国”というスローガンやそれを掲げて進められる国策は、決して多くの人々に幸せをもたらすものではないと言えるでしょう。統制された国策的科学技術には人々に精神的・肉体的苦痛をもたらす悪魔的側面があるということを、私たちは決して見失ってはなりません。このことは、太平洋戦争時代にも国策であった科学技術の振興政策（たとえば、七三一部隊での人体実験をふくむ生物兵器開発研究）が多くの人々に想像を絶する苦難をもたらしたという歴史的事実を思い起こせば、自明のことです。

私たちは、資源が乏しければ乏しいなりに幸せに生きて行ける道筋・方策を見い出すべきです。本来、科学技術はそのような作業に貢献するものであったはずです。ですから、今後は科学技術を市民の手に取り戻し“科学技術立国”のようなスローガンと施策を否認する観点からの運動がぜひとも必要です。

幸い、既存の市民運動のなかにそのような運動の若芽があります。

たとえば、原子力資料情報室とか遺伝子組み換え反対キャンペーンや市民バイオテクノロジー情報室等の活動です。私たちは子孫のためにもそれらの運動を支援し発展させていかねばなりません。また、国際的にも、「憂慮する科学者同盟」（米国）とか「第三世界ネットワーク」（本部：マレーシア連邦ペナン市）等の活動には注目すべきものがあります。

ところで、著名な評論家・立花隆氏は、今日の科学技術を礼賛して、〝科学技術立国〟万歳の論説を至るところで書きまくっています。そして氏は、一般市民が科学技術に余りにも無知であると慨嘆（がいたん）しています。しかし、氏の思想には本稿で述べたような現代科学技術の基本性格や現実の在り様について深く顧みるところが欠けています。ですから、その論説は研究者の言うことを大変安易におうむ返ししているだけであり、研究者が売り込む「成果」の一方的な礼賛論に終始しているのです。しかも、氏にとって都合の悪いデータには耳を傾けずに立論しています。

たとえば、バイオテクノロジーは食糧増産に役立つのだから食糧危機の時代にそれに反対するのは愚かしいことだ、という主旨の意見を書いています。しかし、これは全く根拠薄弱な意見です。名古屋大学河田昌東博士によると、米国科学アカデミー農業委員会委員長であったC・ベンブルック博士が二〇〇一年五月に発表した大規模な調査結果は、除草剤（ラウンドアップ）耐性遺伝子を導入された大豆では、耕作地一エーカー当たりの農薬使用量が従来の品種における使用量よりも約一一・四％も多かっただけでなく、収量が従来品種より増加するどころか逆に五～一〇％も減少したことを示しています。モンサント社が大々的に売り込んでいるラウンドアップ耐性大豆は、ラウンドアップ以外の除草剤の使用量を増やす結果を招き、しかも収量減という結果さえ招いてしまったというベンブルック博士の詳細な科学的調査報告を、立花氏はなんと評論することでしょう。

とにかく、〝科学技術立国〟などという上っ調子な国策に引きずられることなく、批判的精神を持ってバイオテクノロジーの横行に対処して行くことが大事です。

国立感染症研究所周辺

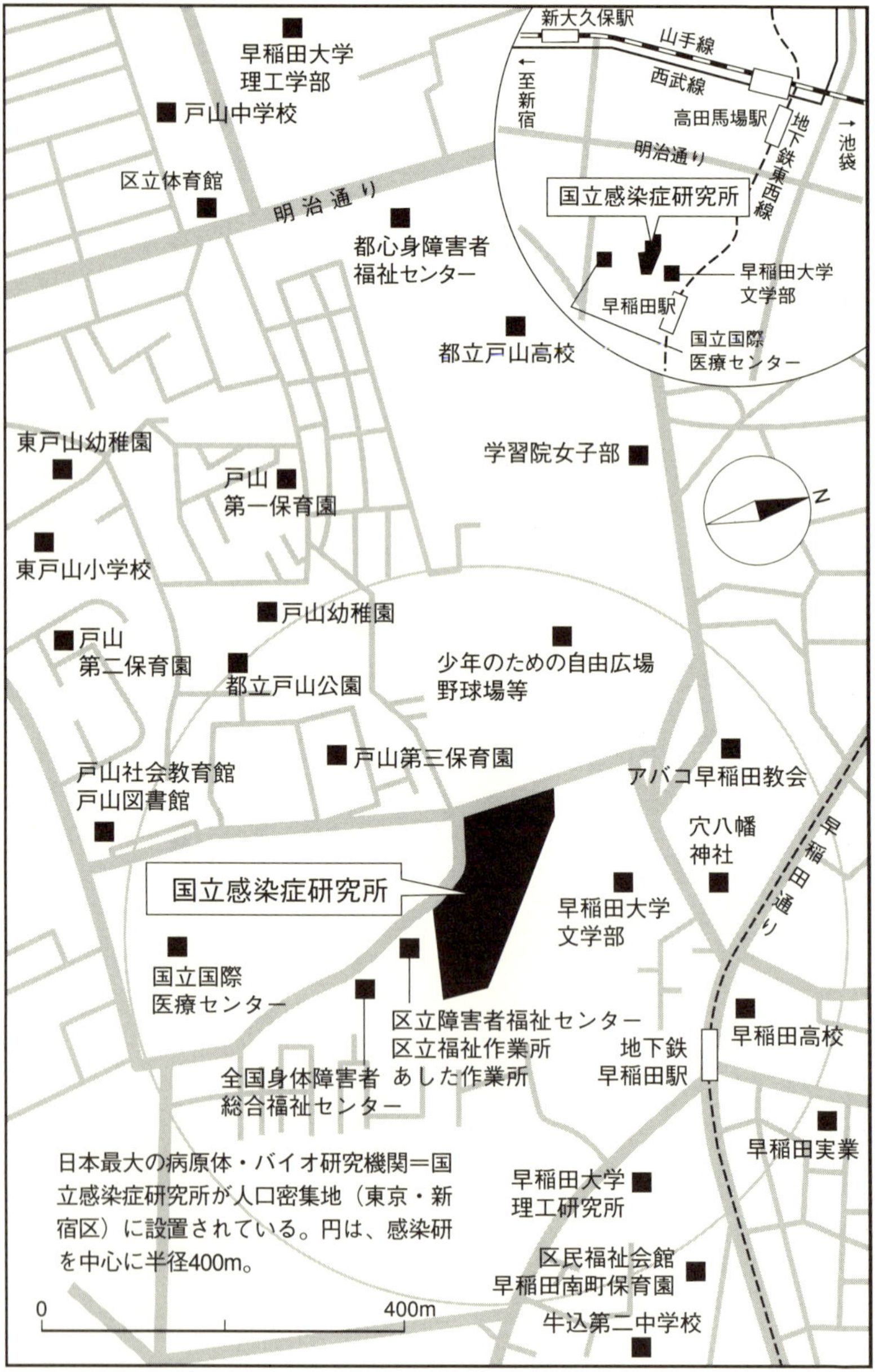

日本最大の病原体・バイオ研究機関＝国立感染症研究所が人口密集地（東京・新宿区）に設置されている。円は、感染研を中心に半径400m。

プロブレムQ&A

II

バイオ施設は本当に安全か？

Q5 バイオ施設とはどんなところですか？

最近、次々にバイオ研究所が設立されています。また、Ｐ４施設の設置も計画されています。これらのバイオ関係の施設にはほかにどのようなものがありますか。

病原体をふくむ微生物(びせいぶつ)を取り扱う実験・研究や、動物実験を行なったり、遺伝子組み換え実験を行なう施設をバイオ施設と言います。

我が国にはバイオ施設が一体いくつあるのか、施設の設置について届出の義務がないため、政府や地方自治体も正確には把握(はあく)していないようです。

いくつかの資料から推察すると少なくとも病原体を扱う実験施設は三〇〇施設、動物実験を行なう施設は五〇〇施設、遺伝子組み換え実験施設は七〇〇施設あります。

一つの施設で病原体、実験動物、遺伝子組み換え実験をすべて行なっているところが多くありますから、それらを考慮するとバイオ施設は合計一〇〇〇施設以上はあるものと思われます（巻末資料⑥⑦参照）。

病原体実験施設

病原体の形態や生理・生態さらには感染の研究は、基礎的学問として行なわれているだけでなく、それが起こす病気の予防・診断・治療法の開発のために必要です。また、実際に病原体がある病気を起こしているか否かを調べるための病原検査実施の場や、ある病原体の制圧に有効な薬品を開発する場でも病原体が扱われています。ですから、たとえば、○○感染症研究所、○○大学ウイルス研究施設、○○大学医学部細菌学教室、○○病院感染症科、○○病院臨床検査科、○○保健所検査科、○○衛生研究所、○○製薬会社抗生物質探索室、○○会社バイオテクノロジー開発室等々の名で呼ばれている施設は、すべて病原体実験施設と言えます。わが国で多種多様な病原体を扱っている最大規模の病原体実験施設は、国立感染症研究所（旧称：国立予防衛生研究所）です。

病原体が危険物であることは論ずるまでもないことですが、病原体を扱う施設ではその研究や検査作業の過程で、病原体以外の危険物も扱う場合が多くあります。そうした危険物とは、各種の検査や実験用の試薬類に含まれる劇・毒物類や可燃性・爆発性の化学薬品類および放射性化学物質類です。

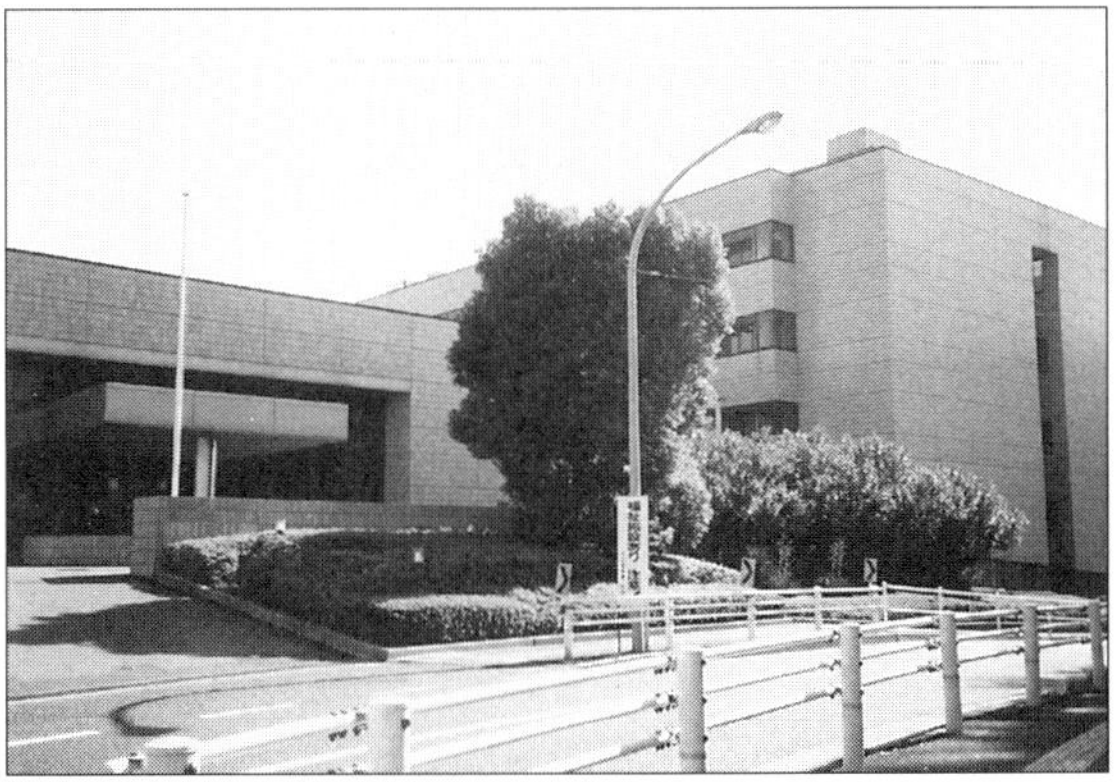

国立感染症研究所（東京都新宿区）

ところで、危険薬品類や放射性化学物質類の取り扱いについては、わが国でもある程度の法的規制が存在しますので、各病原体実験施設は建前(たてまえ)としてその規制に従っているものと思われます。ところが、病原体については全く無法状態です。どこで誰がどのような種類の病原体を、どれくらいどのような目的で取り扱っているかというようなことについては、わが国の公衆衛生当局や環境行政当局は全く関知しませんし、各施設や各研究者にはこのようなことについて、関係当局に報告・登録する義務など全くありません。

近年、病原体の危険度を四段階（レベル1〜4）に分類し、各段階に応じた厳しさを伴う取り扱い基準を決め、それぞれの病原体はそれぞれの危険度に対応した取り扱い方をされることが、世界的な傾向になってきましたが、これとてわが国では研究者の自主規制の枠内のことです（→Q18）。ですから、守るか守らないかは、研究者個人や彼が所属する施設の心がけないし方針次第ということになっています。

遺伝子組み換え実験施設

遺伝子組み換え実験ではベクターとしてプラスミドやウイルスなどの感染性

安全キャビネット

病原体その他の危険なものを実験室で取り扱うときに、取扱者や周辺の人および環境の安全を確保するため設置される封じ込め棚型の実験台。

取り扱う病原体等の危険度に応じて、クラスⅠ、クラスⅡ、クラスⅢの三タイプのキャビネットがある。（→Q19）

オートクレーブ

高圧蒸気滅菌のための釜型をした装置。縦型と横型があり、前者は釜内で湯を沸かして蒸気を発生させるものが大部分、後者はボイラー室から送られる蒸気を配管により導き入れる方式が多い。

二気圧、一二〇度C、二十から三十分でほとんどの微生物は死滅する。

のある要素を用いますので、実験施設は文部科学省が定める「組み換えDNA実験指針」に基づき病原体実験施設と同様のP１～P４のそれぞれのレベルに応じた設備を備えることになっています（→Q19）。また、備品類も安全キャビネットやオートクレーブ（高圧蒸気滅菌器）等を備えていなければなりません。さらに、遺伝子組み換え実験では放射性同位元素も使用されますので、RI（ラジオアイソトープ）実験室も併設されるのがふつうです。ですから、遺伝子組み換え実験施設は、人間の健康に有害な物質として細菌やウイルスという感染症を引き起こす微生物だけでなく、放射性物質をも扱っている危険な施設と言えます。

遺伝子組み換え実験施設の大部分は研究所と名づけられていますが、いくつかの種類に分けることができます。大学関係では、医学部または医科大学の研究所や動物実験施設、農学系・生物学系学部の研究所、遺伝子実験施設などがあります。また、国公立、民間を問わず、ライフサイエンス研究所といった名称もあります。民間では、製薬会社の研究所、種苗会社、木材会社、水産会社等の研究所があります。また、他分野の企業もバイオ産業に参入してきており、化学企業の研究所では遺伝子組み換え実験を行なっている可能性が高いといえ

RI（ラジオアイソトープ）

放射性同位体の略称。つまり、元素の同位体（同一の元素で核内の中性子の数が異なるもの）のうちで、放射性を示すもの。

いろいろな化合物を、RIで標識し、生体内の化学反応を追跡したり、物質の移動を捕捉する技術が広く使われている。医療分野でも診断・治療に使われている。

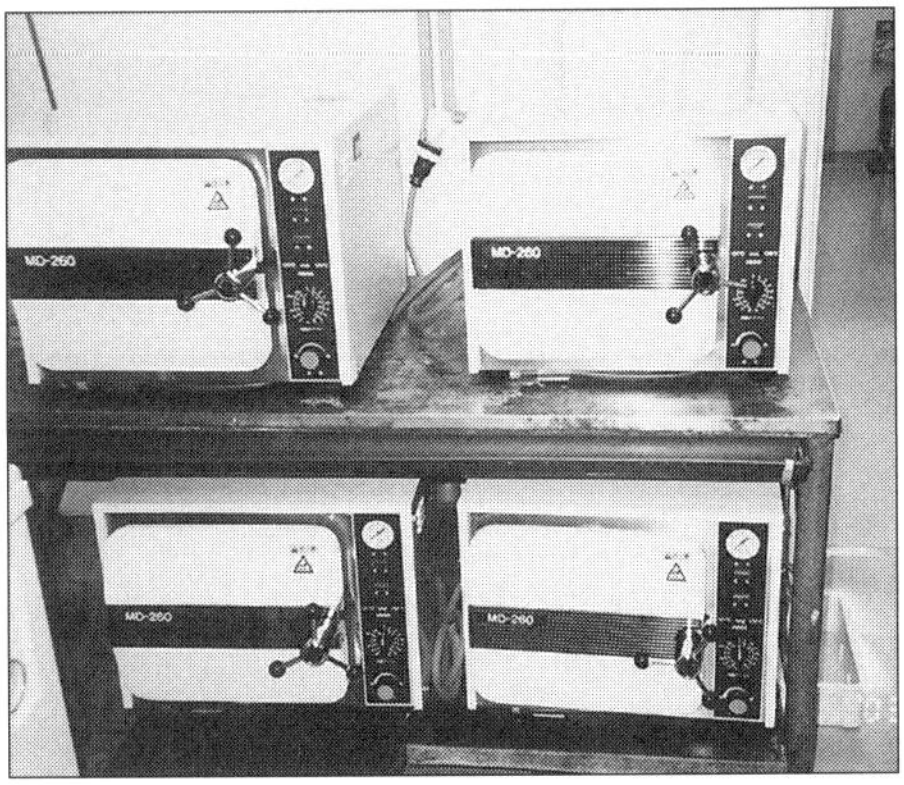

ます。とにかく、製造工業企業の大部分がバイオ関連事業に進出していますから、どの企業の研究施設が遺伝子組み換え実験を行なっているかを正確には把握しきれない状況です。

施設内で働く人々

バイオ施設で仕事をしている人々の多くは、大学の医学部・獣医学部・薬学部・理学部等の卒業者さらには衛生検査関係の学問・技術修得者等々です。けれども、これらの人々の知識・技術水準とくに災害予防についての知識・技術水準は人によりかなりの差異があります。極端(きょくたん)な場合、自分が専門に扱っている病原体については深い知識を持っていても、他の病原体や周辺の科学・技術問題については無知であったり全く関心を示さない人さえいます。

また実験助手とか技術助手と言われる人も大勢働いています。これらの人の中には学卒者を上回る知識・技術水準を持つ経験豊かな人もおりますが、平均的には学卒者に次ぐレベルに留まっているとみられます。さらに、知識・技術の未熟な研究生とか実習生と呼ばれる人々が、研究や検査グループに入れられて第一線の要員として仕事をしていることもあります。

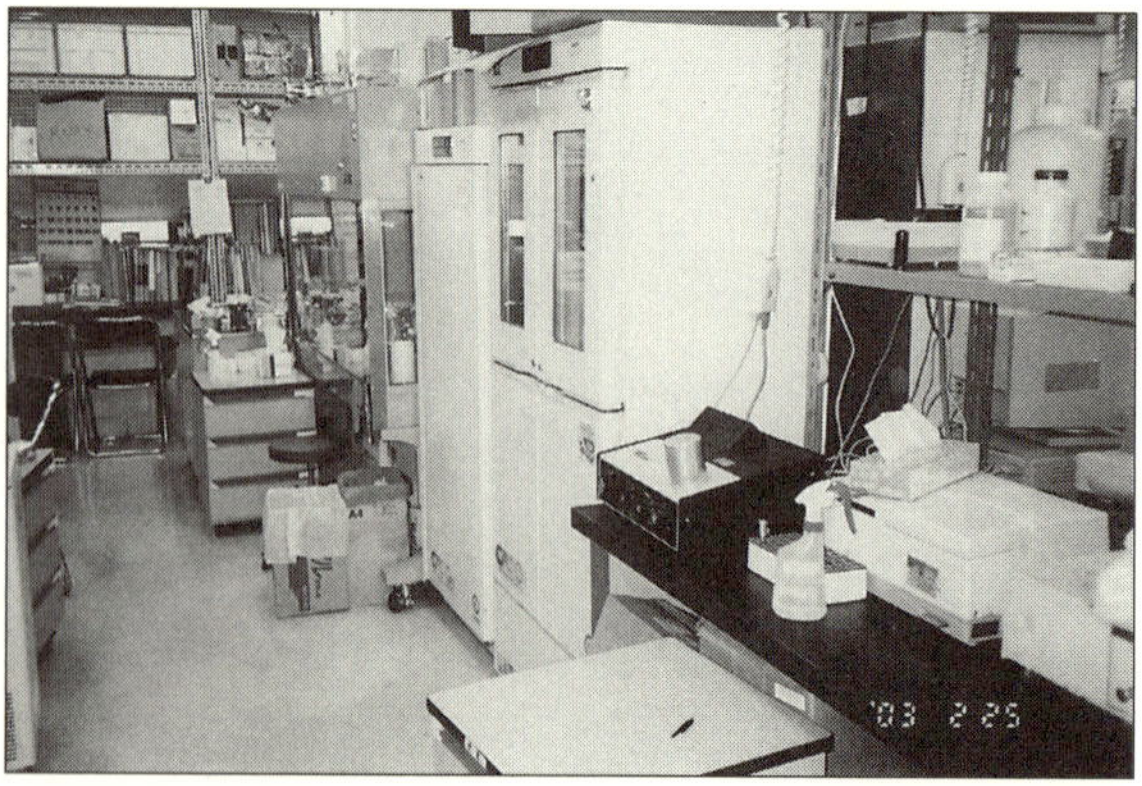

バイオ施設の内部

2001年度文部科学省管轄遺伝子組み換え実験実施件数と実験レベル

機関	機関数	P1	P2	P3	総数	全体割合
国立大学	65	4,302	7,251	165	11,718	38%
公立大学	18	526	422	6	954	3%
私立大学	88	2,017	2,563	23	4,603	15%
短期大学	4	2	1	0	3	0%
高等専門学校	7	17	3	0	20	0%
小計	182	6,864	10,240	194	17,298	57%
独立行政法人·国研等	45	2,055	1,071	41	3,167	10%
特殊法人	4	306	624	3	933	3%
大学共同利用機関	3	146	157	1	304	1%
財団法人	12	380	426	7	813	3%
都道府県	54	1,617	152	0	1,769	6%
政令指定都市	1	3	0	0	3	0%
企業	161	3,570	2,704	9	6,283	21%
小計	280	8,077	5,134	61	13,272	43%
合計	462	14,941	15,374	255	30,570	100%

（注）機関数と施設数は異なる。1機関が、複数の施設をもつ場合が多い。

出典:文部科学省よりの情報開示文書

バイオ施設には、実験・検査の現場で働いている人々以外に、管理的業務に従う人々もいます。つまり、事務部門の職員とか施設・設備等の維持管理に当たる人、施設警備の人たちです。これらの人々は、病原体についての知識・技術をほとんど持っていないと思われる人々です。

このような人員構成から見ても、バイオ施設に潜む危険性が推察されます。そして、ひとたび病原体の感染、漏洩事故が発生したとき果たして迅速的確に対処できるか否か大変案じられる状態だと言えます。

Q6 バイオ施設から病原体は外部に漏れるのでしょうか？

バイオ施設には特別な設備が施されていると聞いていますが、水や空気や人の出入りがある以上、病原体を施設内に封じ込めるのは不可能ではないでしょうか。

どんなに厳重な設備を設けても漏れる可能性は常にあります。「絶対安全」ということはあり得ません。

バイオ施設から病原体が外部へ拡散、漏洩するルートとして、

(1) 実験室内での事故による感染者が施設外に出て感染源となる。

(2) 実験者の着衣や手足等に病原体等が付着して持ち出される。

(3) 排気や廃水、廃棄物、動物（たとえばネズミ、昆虫など）などにより媒介・排出される。

の三つが考えられます。

バイオ施設から病原体を外部に漏らさないための安全確保の柱となるのが「物理的封じ込め」です。物理的封じ込めとは、扱う病原体の危険度に応じて、

特別な実験設備や施設を設けるハード面の対策と実験操作などのルールつまりソフト面の対策により、これら三つのルートからの漏洩、拡散を防止することです。

わが国では、この封じ込めの考え方や実際について、遺伝子組み換え実験に関してはアメリカのＮＩＨ（国立衛生研究所）の指針に準拠した「組み換えＤＮＡ実験指針」（文部科学省）で規定されていますが、病原体の取り扱いについては、国家的レベルの規則や指針は存在せず、「国立感染症研究所安全管理規程」を参考に、それぞれの研究機関で内規的な取り決めが行なわれているだけです。また、新しい（または未知の）生物を作り出す組み換えＤＮＡ実験では、たとえ漏れた場合でも外部環境中で生存や拡散を困難にする対策すなわち「生物的封じ込め」対策をとることも「組み換えＤＮＡ実験指針」で規定されているだけです。

なお「組み換えＤＮＡ実験指針」はあくまで「指針」ですから従わなくとも罰則規定はなく、その意味で強制力もありません（↓Ｑ19）。

組み換えＤＮＡ実験指針や各研究機関の内規で取り決めが行なわれている「物理的封じ込め」の施設面の対策として、一次バリアーと二次バリアーがあ

ＮＩＨ

アメリカのメリーランド州ベセスダにある国立衛生研究所の略称。医学・生物学・化学系の研究所としては世界最大規模を誇っている。一八八七年に、ただ一室の衛生学研究室として出発して以来、今日では約三八万坪の広大な敷地に一〇以上の個別分野の研究所（心臓・肺疾患・感染・アレルギー疾患・眼・神経系疾患、加齢等々の研究所）および、五〇〇床以上の所属病院、医学図書館や研究支援部局等を含む巨大な統合研究機関である。有給職員は一万五〇〇〇人を超える。ＮＩＨの研究職員およびＮＩＨの資金で研究した人々の中からは一〇〇人を超えるノーベル賞受賞者が輩出している。アメリカ国内だけでなく国外の大学・研究所の研究者に多額の研究資金を提供していることでも、有名である。

ります。

一次バリアーとは、病原体等の取り扱いに伴い必ず発生するエーロゾル（空気などの気体中に個体または液体の微粒子が分散して存在した状態）が実験者に触れないようにするもので、機械換気システムにより気流の向きが実験者側から実験操作物体側へ保たれるようにつくられた安全キャビネット（→Q19）がそれにあたります。実験者はキャビネット内に手を差し出すようにして病原体等を扱います。

二次バリアーとは、一次バリアーから病原体等が実験室内に漏れた場合、実験室外に拡散させない対策、あるいは廃水や排気とともに施設外に排出させない対策で、具体的には、廃水の滅菌や消毒、排気の除菌、施設の密閉性の確保、機械換気システムによる実験室内の圧力を周囲より低くすること（陰圧化）による室内空気の室外への流出防止などです。

しかし、こうした施設の閉鎖性や機械システムに頼る一次・二次バリアーには様々な問題があります。

まず、安全キャビネットや実験室の排気系に設置されるヘパ（HEPA）フィルター（→Q7）は病原体などを一〇〇％除去するというものではありませ

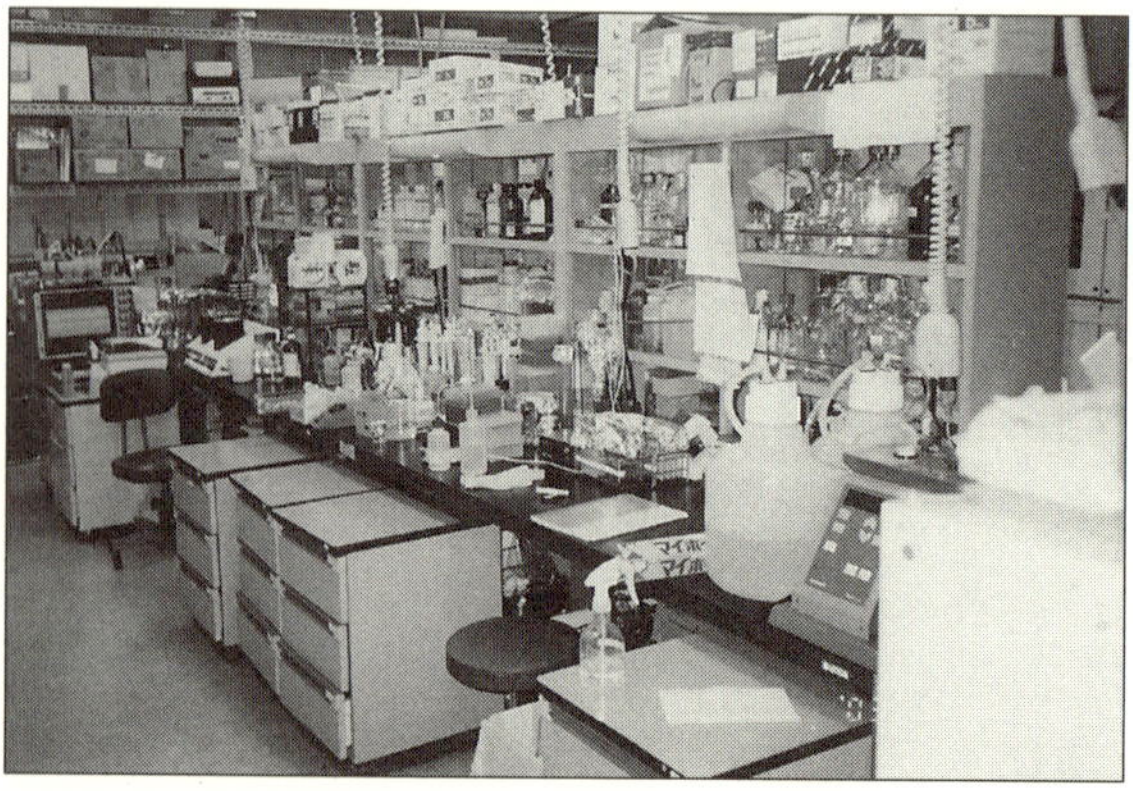

試薬類が並べられたバイオ実験室

ん。さらに、安全キャビネットもエーロゾルを含む気流が実験者側に逆流することを一〇〇%防止するわけではありません。また停電や故障により機械換気システムが停止した場合、一次・二次バリアーとも機能しなくなります。

そこで、施設外に病原体等が漏洩した場合でも被害が生じないように施設の立地環境に関する配慮が本来行なわれなければなりません。むしろ、この配慮こそが大前提と言うべきです。

しかし、わが国では、国内最大の病原体研究施設である国立感染症研究所が、東京都新宿区戸山の人口密集地（住居専用地域）に住民の反対を無視して建設されたことに象徴されるように、バイオ施設の設置に関して立地条件の配慮はまったく行なわれてはいません。大学、国公立、民間を問わず、多くのバイオ施設が都心や住宅地の中に平然と立地しています。

一九九五年一月十七日未明の兵庫県南部地震では、多くのバイオ施設も被害を受け、火災の発生、壁・ドアなどの破損による密閉性の喪失、安全キャビネット排気ダクトの破損、給排水配管の破損、冷蔵庫に保管してあった結核菌などの散乱、ガスボンベや棚の転倒などが報告されています。バイオ施設は大地震に対しても無防備ぶりを露呈したのです。

一方、ソフト面の対策については、いつも手順どおりできるとは限りません。人間は必ずミスを犯すものであることを前提としなければなりません。実験操作ミスや過誤などはハード面の対策をもってしても防止できません。国立感染症研究所の事故報告の氷山の一角を記載したにすぎないと推定される報告書でも、過去七年間に九件の人為的ミスによる事故が発生しています。マウスにペスト菌を注射した後に、注射針を指に刺したり（→Q10）。原因不明の死亡患者の臨床材料からウイルスを分離する最中に同じく針刺し事故を起こすなど、注射針に関係するものが目立ちます。しかし、人為的ミスや過誤による病原体の外部への漏洩や拡散の対応策について、感染研を典型とするバイオ施設では、何ら考慮されてはいません。

このように国内のバイオ施設で「物理的封じ込め」としてとられている対策は、冒頭（ぼうとう）に挙げた三つのルートからの漏洩・拡散の防止を一〇〇%保障するものではありません。その点で、「封じ込め」（containment）という言葉はまやかしで、一定の漏れを前提とした「物理的漏洩軽減策」に過ぎないと言えます。

感染研研究実験棟各階施設概要

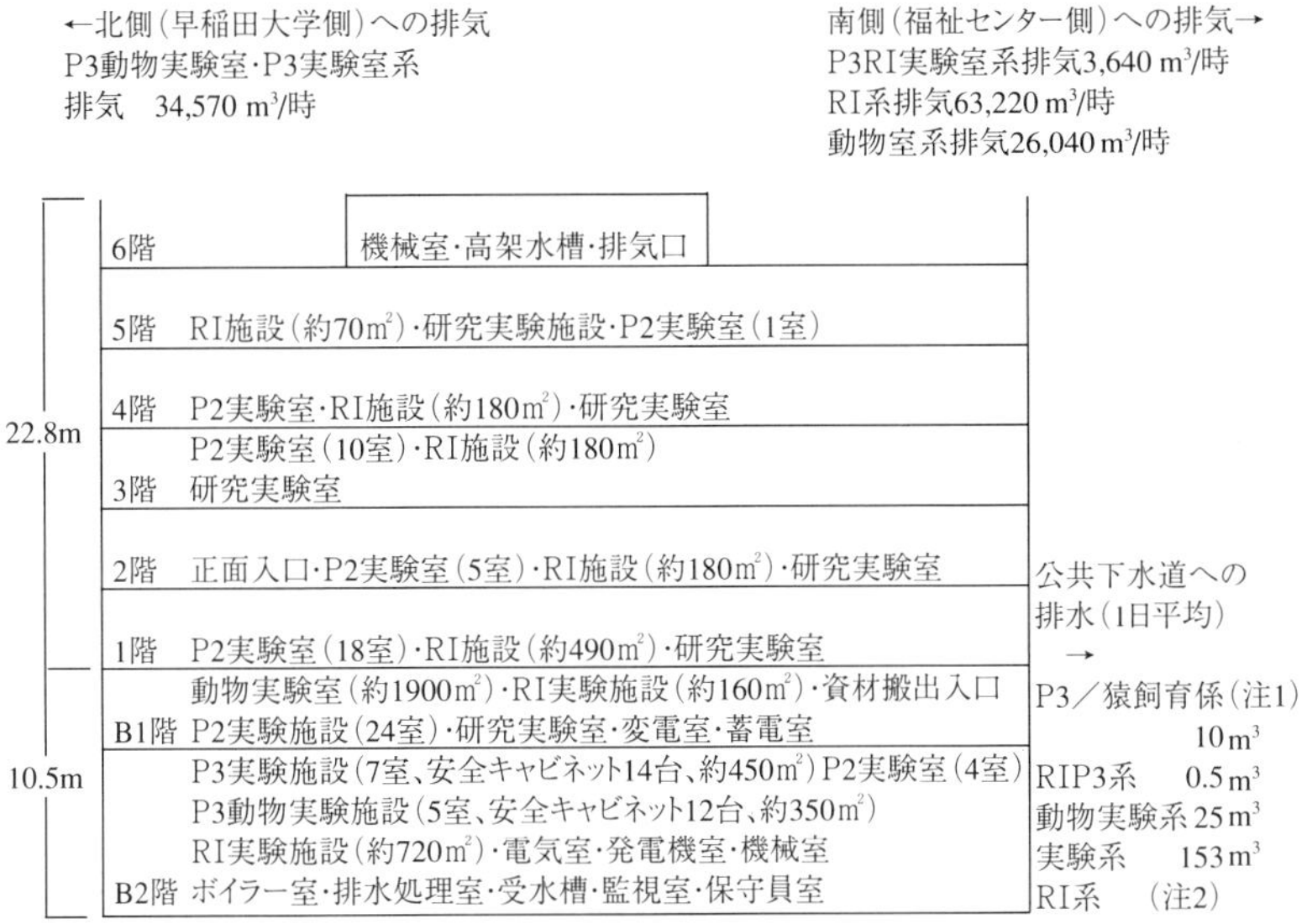

注1. 猿は飼育していないことになっているが、図面には記載あり。
2. RI排水貯留槽30 m³ ×3（内1漕は予備）、希釈漕100 m³
3. P2実験室の安全キャビネットは100台
4. 実験室のドラフトチャンバーは59台。

出典：感染研P3レベル実験室安全キャビネット点検報告書（H14年度）、感染研P2レベル実験室安全キャビネット点検報告書（H14年度）、完成図書。

感染研庁舎配置図

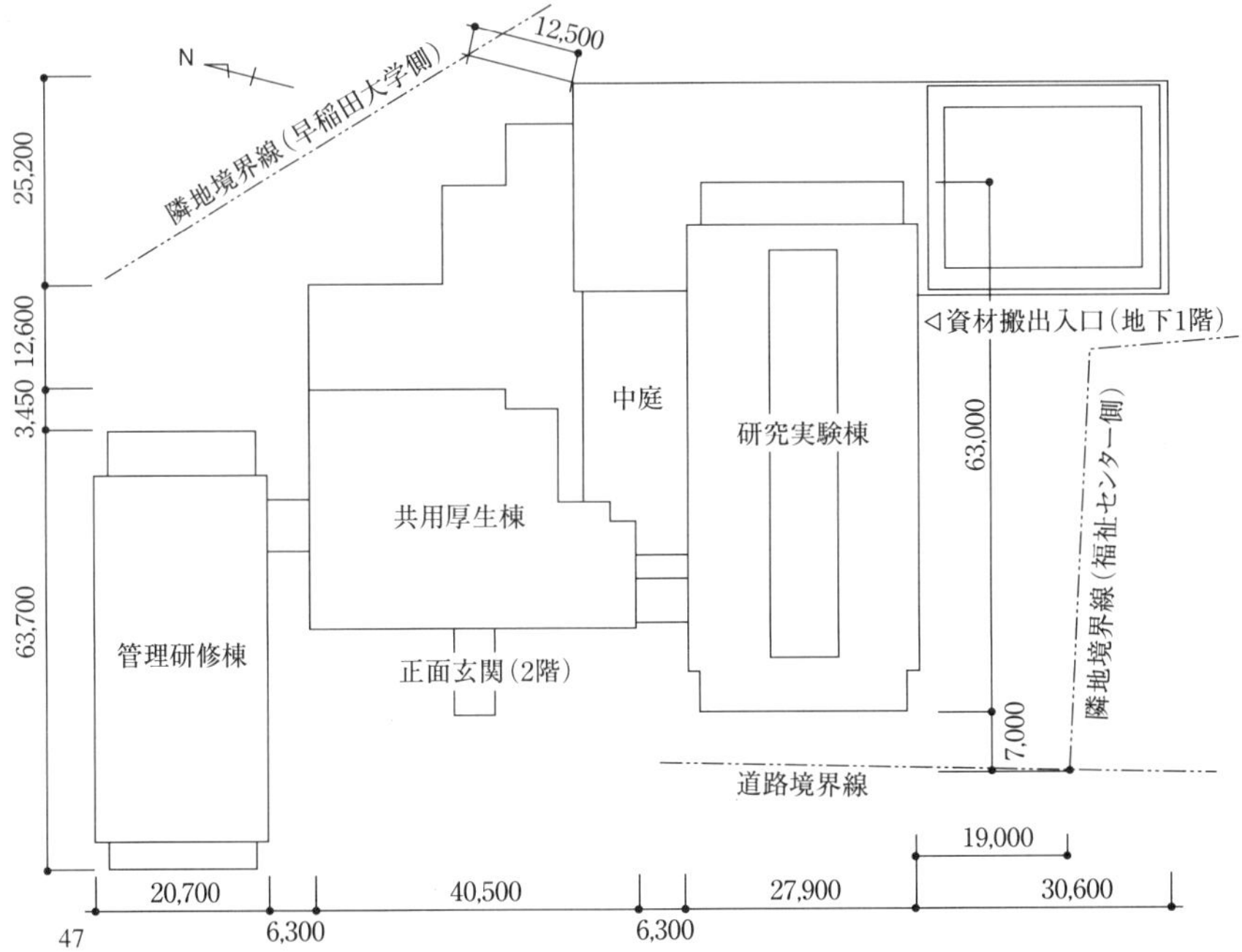

コラム③

感染性医療廃棄物問題

町の医院でも大きな総合病院でも、近ごろはずいぶん清掃が行き届き、壁・床・天井などの建築材は光沢に富み埃がほとんど見られず、とても清潔な感じを受けるのが普通です。しかし、その状況を少し突っ込んで観察すると、意外に不衛生・不潔で危険な点が見つかります。その典型例が感染性医療廃棄物の処理の実情です。

医療廃棄物とは医療行為によって生じた廃棄物の総称です。そのうち、何らかの病原体を含んでいるためにその病原体を周辺の人たちに伝播する恐れのある廃棄物を感染性廃棄物と言います。

具体的には、使用済み注射器や注射針、血液その他の体液、血液類の付着したプラスチック・ガラス・ゴム製器材、血液類の付着したガーゼ・手袋（綿製、ゴム製）・衣類、病理検査用に採取した組織の残屑、病原微生物検査に使用したガラス器材や培地類等々、多種多様です。いずれも、不注意に処理した場合には重大なバイオハザードを生ずる可能性のあるものばかりです。

最近しばしば社会問題になっている「院内感染」（バイオハザードの一種）の発生原因として、感染性廃棄物処理の不適切さ（たとえば、血液で汚染した注射器を患者の寝台に置き忘れる）に由来する院内環境汚染や医療従事者の手指や衣類の消毒不足による汚染などがしばしば指摘されています。

一九九九年に厚生省は感染性廃棄物処理マニュアルを公布し、全国の医療関係機関（医学・歯学・薬学・獣医学等に関わる研究所も含む）がそれを順守するよう指導しました。また、厚生科学研究費により「医療廃棄物処理システムの構築に関する研究班」が組織され、地道な調査・研究も進められています。バイオハザード問題で軽視できない感染性医療廃棄物について政府の保健・環境行政でもようやく実効性のある方策が検討・施行されるようになったというわけです。

感染性廃棄物問題との関係で今日考慮を要することは、既知の病原体（病原性を持つウイルス、細菌、原虫、カビ、寄生虫等）や病原性プリオン（狂牛病つまり牛海綿状脳症などの病原体）の危険性だけでなく、医学・生物学の実験室や検査室で使われている生きた細胞や死んだ細胞に由来する核酸（裸のＤＮＡやＲＮＡ）さらには人工合成のペプチド核酸と呼ばれる物質、そしてバイオテクノロジーにより作り出された遺伝子組み換え微生物等々に潜在・顕在する危険性についてです。まだ危険性が実証されていないからと言って、それらを含む廃棄物を不注意・安易に処理すれば、バイオハザードが発生する可能性はあります。このことを常に念頭に置いて、慎重かつ厳格な廃棄物処理をせねばなりません。

感染性廃棄物処理のルールや方法が確立されていても、それを実行すべき人々がその重要性を理解せず、でたらめなやり方をしていれば、バイオハザードが発生することは間違いありません。現に、各地の病院や研究所での廃棄物処理のルール違反が摘発されたとの報道は後を断ちません。表面に出ない違反やでたらめは相当な数あると推測できます。こういった問題についても、今後は市民の監視の目をもっと厳しくして行くことが必要です。

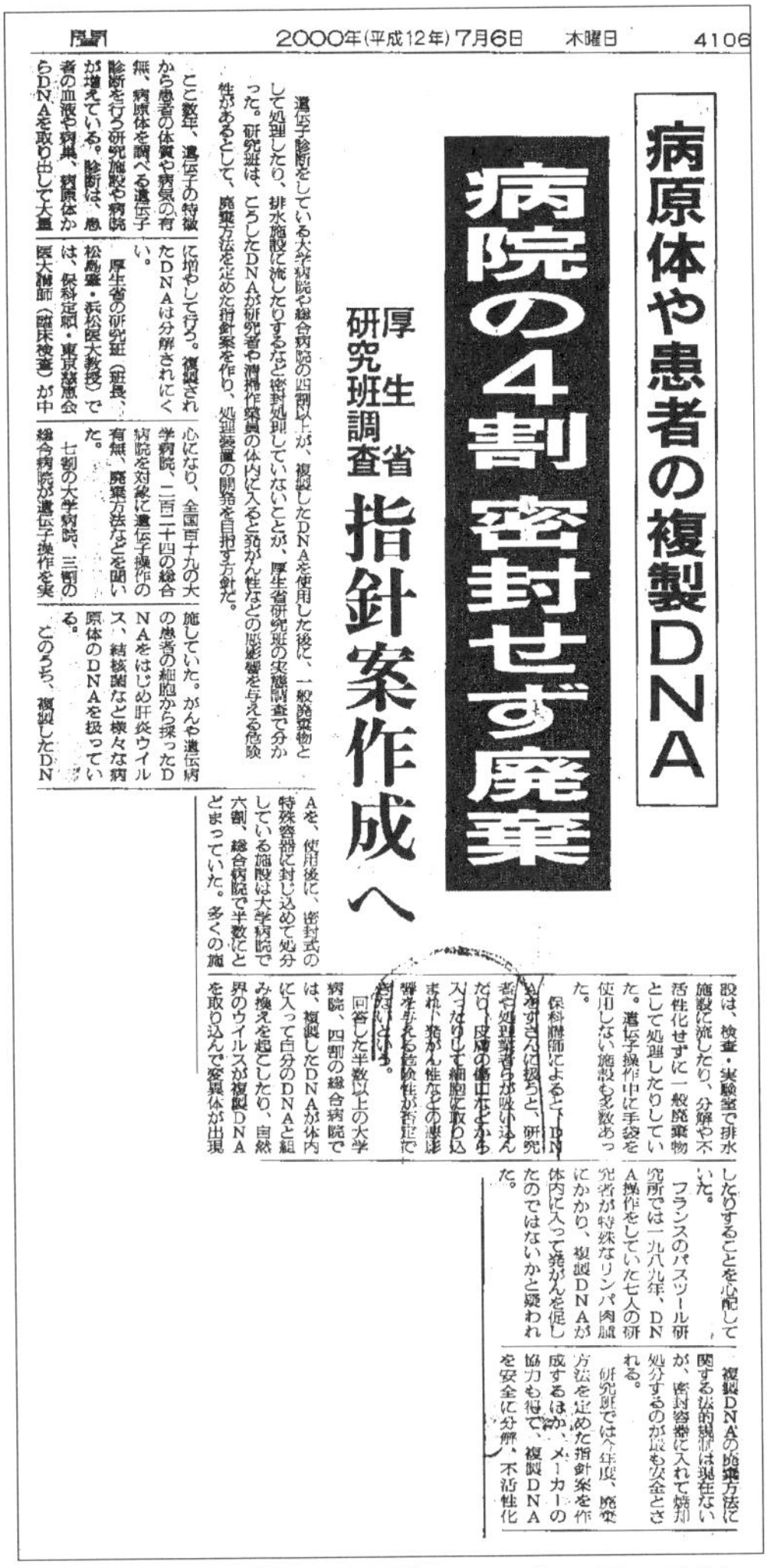

2000年（平成12年）7月6日　木曜日　4106

病原体や患者の複製DNA

病院の4割 密封せず廃棄

厚生省研究班調査　指針案作成へ

遺伝子診断をしている大学病院や総合病院の四割以上が、複製したDNAを使用した後に、一般廃棄物として処理したり、排水施設に流したりするなど密封処理していないことが、厚生省研究班の実態調査で分かった。研究班は、こうしたDNAが研究者や清掃作業員の体内に入ると発がん性などの悪影響を与える危険性があるとして、廃棄方法を定めた指針案を作り、処理装置の開発を目指す方針だ。

ここ数年、遺伝子の特徴から患者の体質や病気の有無、病原体を調べる遺伝子診断を行う研究施設や病院が増えている。診断は、患者の血液や病巣、病原体からDNAを取り出して大量に増やして行う。複製されたDNAは分解されにくい。

厚生省の研究班（班長、松島肇・浜松医大教授）では、保科定頼・東京慈恵会医大講師（臨床検査）が中心になり、全国百十九の大学病院、二百二十四の総合病院を対象に遺伝子操作の有無、廃棄方法などを聞いた。

七割の大学病院、三割の総合病院が遺伝子操作を実施していた。がんや遺伝病の患者の細胞から採ったDNAをはじめ肝炎ウイルス、結核菌など様々な病原体のDNAを扱っている。

このうち、複製したDNAを、使用後に、密封式の特殊容器に封じ込めて処分している施設は大学病院で六割、総合病院で半数にとどまっていた。多くの施設は、検査・実験室で排水施設に流したり、分解や不活性化せずに一般廃棄物として処理したりしていた。遺伝子操作中に手袋を使用しない施設も多数あった。

保科講師によると、DNAをずさんに扱うと、研究者や処理業者らが吸い込んだり、皮膚の傷口などから入ったりして細胞に取り込まれ、発がん性などの悪影響を与える危険性が否定できないという。

回答した半数以上の大学病院、四割の総合病院では、複製したDNAが体内に入って自分のDNAと組み換えを起こしたり、自然界のウイルスが複製DNAを取り込んで変異体が出現したりすることを心配していた。

フランスのパスツール研究所では一九八九年、DNA操作をしていた七人の研究者が特殊なリンパ肉腫にかかり、複製DNAが体内に入って発がんを促したのではないかと疑われた。

複製DNAの廃棄方法に関する法的規制は現在ないが、密封容器に入れて焼却処分するのが最も安全とされる。

研究班では今年度、廃棄方法を定めた指針案を作成するほか、メーカーの協力も得て、複製DNAを安全に分解、不活性化

出所）『朝日新聞』2000年7月6日付

Q7 バイオ施設からの排気と共に病原体が漏れ出るのでしょうか？

排気口には高性能フィルター（HEPAフィルター）が装着されているので病原体は完全に捕捉されると言われていますが、実際には病原体は漏れているのではないですか。

完全に病原体を除去できることが確認されたフィルターを設置しない限り、病原体が漏れ出る可能性は常にあります。

病原体を取り扱う実験では、実験操作などに伴って病原体を含む汚染空気（エーロゾルといいます）が必ず発生します。そのエーロゾルを実験者らが吸い込んで感染するという実験室内の事故が頻繁（ひんぱん）に起きてきました。

そこで実験室内の事故を防止するために、一九七〇年代末期から、発生したエーロゾルが実験者の方へ流れないように、機械（ファンとダクトを組み合わせた装置）の力で強制誘導し、施設の屋上などから外界に強制放出することが行なわれるようになりました。

例えば、国立感染症研究所戸山庁舎（東京都新宿区）のP3施設からは一時間あたり約三万八〇〇〇立方メートルもの排気（一辺三三メートルの立方体の容積に相当）が屋上から放出されています。この排気は、（株）環境総合研究所によるコンピュータシミュレーション（模擬試験）の結果、風によって流動し拡散によって薄まりながらも、施設に近いほど拡散の度合いは低いことが確認されています。従って、エーロゾルをそのまま排出したのでは周辺の人達がエーロゾルに含まれる病原体に感染する危険が生じます。

そこで、排出される前にヘパ（ＨＥＰＡ）フィルターと称するろ過装置で排気中の病原体を取り除くことが一般に行なわれています。このヘパフィルターは、木や金属、樹脂製の枠にガラス繊維のろ材を折り曲げて取り付けた使い捨てフィルターで〇・三㎛（マイクロメートル）のＤＯＰ粒子を九九・九七％以上捕捉（ほそく）する――つまり一万個の粒子の場合漏洩するのが三個以下という性能を持ちますが、一〇〇％を保証するものではありませんし、病原体を殺菌（さっきん）する機能はもちろんありません。

このヘパフィルターで病原体を完全に捕捉できるかどうかが最も重要な焦点（しょうてん）となりますが、その場合、施設で扱う病原体の種類、エーロゾル発生量・エーロゾル粒子のサイズ、装備されているヘパフィルターの性能などの詳細な情報

ヘパフィルター

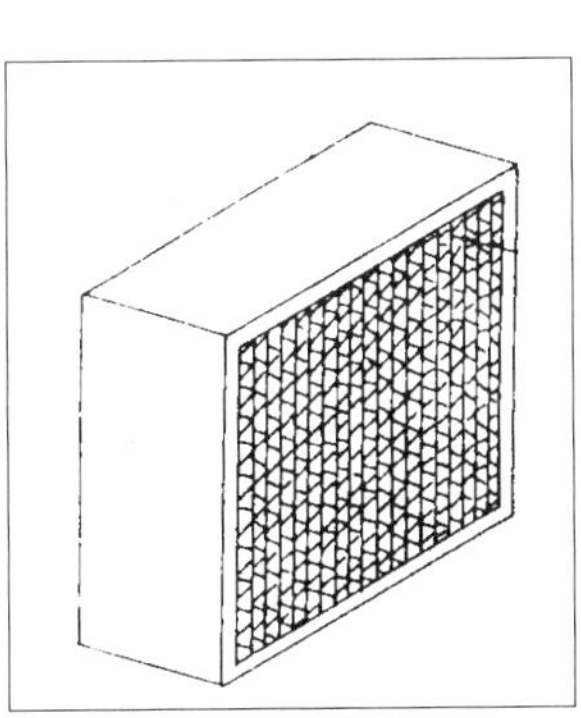

㎛マイクロメートル
一〇〇万分の一メートルあるいは一〇〇〇分の一ミリメートルのこと。

ＤＯＰ粒子
dioctyl phthalateで生成された粒子でフィルター捕集効率試験などで利用する。なおＤＯＰの利用については、臭気、可燃性、発ガン性の疑いなどの問題点も指摘されている。

が必要です。
例えば、先の国立感染症研究所戸山庁舎について、少なめに見積もって培養菌体の遠心による洗浄操作によってだけでも、年間数十億から数千億のエーロゾルが発生するという試算（概算）があります。九九・九七％の捕捉効率のフィルターを設置しても捕捉できない割合は一万分の三ですから、粒径（りゅうけい）による捕捉効率のバラツキを考えなければ年間数百万～数千万が漏出することになります。またフィルターを二重にした場合でも、年間数百～数万が漏れ出します。なお、二重に設置した場合、実際には最初のフィルターを通過した粒子は、二段目のフィルターを通過しやすく、その通過率は一桁大きくなると評価している例もあります。

ヘパフィルターの捕捉率と粒径の関係については、一般には、○・一㎛～○・二㎛で捕捉効率が最も低くなると言われていますが、国立感染症研究所のＰ３施設排気系に設置されたヘパフィルターのＤＯＰ試験結果において、粒子径一㎛～二㎛の漏出

感染研P3施設の機械換気システム概念図

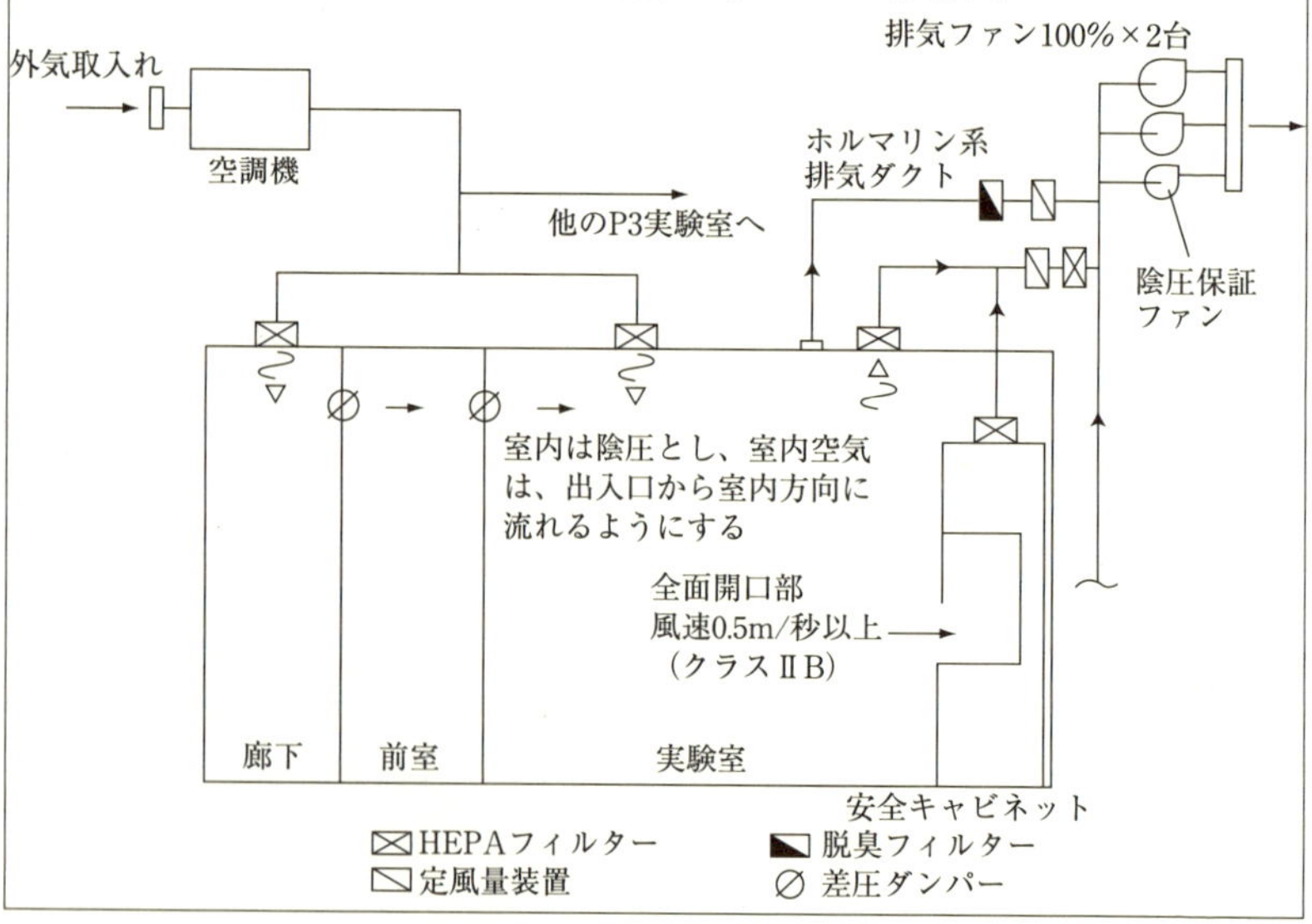

が頻繁に確認され、その結果から推定すると一㎛前後でフィルターの捕捉効率が最も低く（その時の捕集効率は九九・九一％あるいは九九・九四％）なります。

一方、より小さな粒子については「高性能フィルターといえども細菌より小さな粒子であるファージは通過し、ファージより小さい病原ウイルスの漏出する可能性」も報告されています（『国立予防衛生研究所年報』昭和五十八年度）。捕捉率と粒径の関係についてはまだまだ検討の余地があるようです。

ところで、〇・三㎛粒子を使ってヘパフィルター単体の性能が、工場出荷時に検査され保証されているとしても、輸送時や取付時その後の経年変化や設備運転状況により、損傷が生じる可能性があります。それ故、現場試験で性能を確認することが不可欠です。しかし、実験室内に設置した状態のままヘパフィルターの性能を厳密に確認するためには、ＤＯＰ粒子の発生や拡散、検出に関する様々な条件を整える必要がありますが、それらを完全に満たすことは困難です。つまり、現場設置状況でヘパフィルターの性能を厳密に確認する手法は、まだ確立されてはいません。

いずれにしろ、ヘパフィルターが病原体等を完全に捕捉できないことが明らかである以上、排気とともに病原体が漏れ出る可能性は常に存在するといえます。

ヘパフィルター現場性能試験

安全キャビネットのヘパフィルターについて組み換えＤＮＡ実験指針、日本空気清浄協会規格で「等速吸引に近い条件下で〇・三㎛付近のエーロゾル透過率が〇・〇一％を超えないことを走査試験で確認する」と規定されている。しかし、次のような問題点がある。

①現場で〇・三㎛の試験エーロゾル（ＤＯＰ粒子）だけを大量に作るのは困難。

②等速吸引（フィルターからろ過された気流とＤＯＰ検出用の検出管に吸引される気流が同じ速さであること）は、フィルターからの気流速度が一様でないため、実際上は困難。

③走査試験（フィルター下流面を検出管を走査してリークの有無などの検査を行なう試験）は測定者の経験と勘に頼る作業。

Q8 旧ソ連時代、バイオ施設周辺で住民被害がでたという話を聞きましたが

バイオ施設側は、施設周辺で住民が被害を受けた事例はないと言います。しかし、旧ソ連では多数の死亡者が出る事故が起きたと聞きます。本当でしょうか。

バイオ施設周辺で住民の健康状態などの厳密な疫学調査を実施した例がないに等しいこと、また被害が発生しても施設と健康被害との因果関係を証明することには困難な面があります。従って、病原体の漏出による住民被害の例が表に出ることはごくまれです。

しかし、旧ソビエト連邦時代のロシアで起きた大規模な住民被害は次第にその真相が明らかになってきました。

一九七九年四月二日に旧ソ連スヴェルドロフスク市（人口一二〇万人。現在のエカテリンブルグ市）で、炭疽菌による感染事故が発生し、住民・家畜が多数死亡する、という事件がおこりました（住民の死亡者数は、数十人という報告から、数百人とするものまであり、正確な数は不明）。当初、ソ連政府は「炭疽菌で汚染

疫学

人間や家畜の集団を対象として、健康異変や病気に関わっているとみられる、体内因子（例えば遺伝形質）、体外因子（環境、生活習慣、病原体等）を、個別的・総合的に捉えて分析・考察し、健康保持や病気予防をめざす学問。

昔は、伝染病や疫病と言われる病気に対象が限られていたので、流行病学とも言われていた。今日では、疫学の意味・内容はずっと拡大され、健康に関するあらゆる事柄が疫学の対象とされている（たとえば喫煙の害についての疫学とか、ガンの疫学）。

した肉の不法な取引から生じたもの」として、事実を否定していましたが、米ソの科学者による合同調査が実現し、一九九四年十一月の『サイエンス』誌に調査報告が発表されました。この調査で明らかになったのは、次のようなことでした。

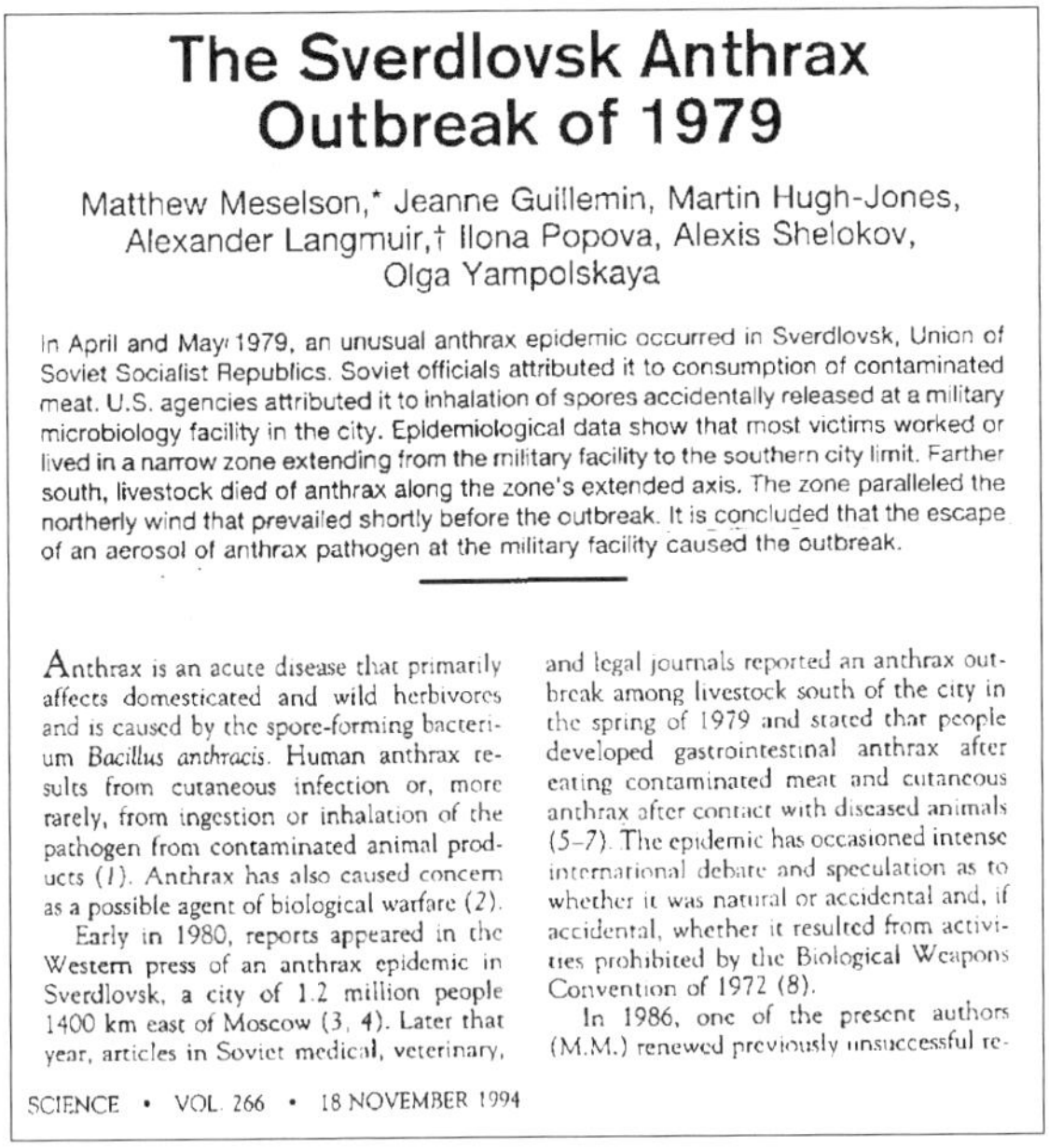

The Sverdlovsk Anthrax Outbreak of 1979

Matthew Meselson,* Jeanne Guillemin, Martin Hugh-Jones, Alexander Langmuir,† Ilona Popova, Alexis Shelokov, Olga Yampolskaya

In April and May 1979, an unusual anthrax epidemic occurred in Sverdlovsk, Union of Soviet Socialist Republics. Soviet officials attributed it to consumption of contaminated meat. U.S. agencies attributed it to inhalation of spores accidentally released at a military microbiology facility in the city. Epidemiological data show that most victims worked or lived in a narrow zone extending from the military facility to the southern city limit. Farther south, livestock died of anthrax along the zone's extended axis. The zone paralleled the northerly wind that prevailed shortly before the outbreak. It is concluded that the escape of an aerosol of anthrax pathogen at the military facility caused the outbreak.

Anthrax is an acute disease that primarily affects domesticated and wild herbivores and is caused by the spore-forming bacterium *Bacillus anthracis*. Human anthrax results from cutaneous infection or, more rarely, from ingestion or inhalation of the pathogen from contaminated animal products (*1*). Anthrax has also caused concern as a possible agent of biological warfare (*2*).

Early in 1980, reports appeared in the Western press of an anthrax epidemic in Sverdlovsk, a city of 1.2 million people 1400 km east of Moscow (*3, 4*). Later that year, articles in Soviet medical, veterinary, and legal journals reported an anthrax outbreak among livestock south of the city in the spring of 1979 and stated that people developed gastrointestinal anthrax after eating contaminated meat and cutaneous anthrax after contact with diseased animals (*5–7*). The epidemic has occasioned intense international debate and speculation as to whether it was natural or accidental and, if accidental, whether it resulted from activities prohibited by the Biological Weapons Convention of 1972 (*8*).

In 1986, one of the present authors (M.M.) renewed previously unsuccessful re-

SCIENCE • VOL. 266 • 18 NOVEMBER 1994

スヴェルドロフスク炭疽菌漏出事件の調査報告を伝える米国の科学雑誌『サイエンス』（266巻、1202～1207頁、1994年11月18日号）

炭疽菌と炭疽

炭疽とは、主に家畜や野生の草食獣が罹る病気で、炭疽菌（またはその芽胞）の感染により起こる。炭疽菌（Bacillus anthracis）は、グラム陽性の好気性桿菌（かんきん）で、芽胞を形成する。人では脾脱疽（ひだっそ）といわれていた。人がこの病気に罹ると、発熱・発疹・頭痛・リンパ節腫脹（しゅちょう）・肺炎・敗血症等の症状を発し、死亡することも多い。人での感染は、炭疽菌（または芽胞）が付着、汚染した毛皮や皮革に皮膚の創口が触れたための創傷・経皮ルートが普通であるが、時に菌で汚染した肉を食べたり（経口ルート）、塵埃に混入している菌を吸入したり（経気道）しても起こる。人から人への直接的な伝播は滅多にないと考えられる。今日、わが国では、炭疽患者はほとんど発生していない。なお、炭疽菌は細菌兵器として使える可能性のある病原菌として、軍関係筋では大きな関心が持たれてきた。

ソ連は同市内の軍施設で生物兵器の開発を行なっており、炭疽菌はその施設から漏れ出し、炭疽菌のエーロゾル（病原体を含む霧状になった空気）が北風に乗って市街地に広く拡散したため、周辺の人々の間に空気感染（吸入炭疽または肺炭疽）をおこしたのでした。

炭疽菌は、生物兵器開発の歴史に常に登場してくる細菌です。記憶に新しいところでは、アメリカでの炭疽菌テロ事件があります。一九七九年四月に漏れた炭疽菌の量は僅か数ミリグラム以下と推定されています。旧ソ連で生物兵器の開発を担っていたケン・アリベック氏は、一九九二年にアメリカに亡命し、『バイオハザード』という本を出版しています。この著者は、右の事故をおこした研究所では毒力を高めた炭疽菌が数十トン保管されており、排気系ダクトに除菌フィルターの装着を忘れるという人為的ミスから炭疽菌が撒き散らされたと述べています。

また、モスクワの全ソ管理獣医学研究所でもレベル3のブルセラを含む空気を流していた接合管が破損しブルセラが大気中に漏れ、隣接する大学の学生数十人が発病し、うち一五人近くが死亡したと言います。この事件後、細菌関係の研究施設はモスクワからすべて移転させられたと言います（『アエラ』一九九

ブルセラとブルセラ病

ブルセラは、グラム陰性の好気性小型球桿菌で、芽胞を形成しない。この菌による病気をブルセラ病と言う。元来はウシ・ヤギ・ブタ・イヌ等の家畜の病気で、それぞれ牛流産菌、マルタ熱菌、豚流産菌、犬型菌と称するブルセラ属の菌種によって起こる。人も各菌種に対し感受性がある。感染ルートはふつうは経口、経粘膜および経皮ルートである。人での症状は、特徴的な波形の発熱（波状熱）、肝・脾・リンパ節の腫脹であり、菌が骨髄や関節腔にひそむと完治困難である。心膜炎や末梢神経炎が起こることも知られている。

二年二月二十日号)。

現在の日本には、病原体を必要以上に大量に保管しているところはないかもしれません。しかしながら、スヴェルドロフスク市の事故から考えなければいけないことはいろいろあります。問題となった研究所も、「強制排気」システムがとられていたこと、フィルターの装着を忘れるという単純なヒューマンエラーが大事故につながっていること、通常では考えられない勢いで炭疽菌が撒き散らされたこと、撒き散らされた炭疽菌は風に乗って広範囲に拡散し、周辺で感染・発病・死亡事故をおこしていることです。

これらのことは、「物理的封じ込め」対策をとっているバイオ施設が、一歩間違えれば、「(病原)微生物拡散装置」になることを示しています。そうした意味でも、スヴェルドロフスク市の事故は、「生物兵器開発に伴う事故」として考えるだけではなく、「バイオ施設一般が抱えうる事故」として記憶しておかなければいけないものです。

Q9 大地震が起きてもバイオ施設は大丈夫なのでしょうか？

日本は地震国です。地震が起きたときにバイオ施設が地震に耐えられるか心配です。耐震基準があるといいますが、本当に大丈夫なのでしょうか？

地震国・日本では「バイオ施設の耐震性が安全性の最大の目安」です。

阪神淡路大震災をもたらした一九九五年一月十七日早朝の兵庫県南部地震では、マグニチュード（M）が七・二という「中規模の強」の地震が引き起こした十秒程度の揺れにより、多くの研究施設で薬品の落下などによる火災が発生し、天井や壁のひび割れ、排気ダクトの脱落などにより「物理的封じ込め」機能も消失しました。八一年に竣工した神戸市環境保健研究所には、P3レベルの施設が五つありますが、このP3室の壁、ドア、安全キャビネット排気ダクトや給水排水管が破損したり、冷蔵庫に保管していた結核菌が床に散乱するなど多数の被害が報告されました。こうした被災状況は大地震動によりバイオ施設から病原体などが漏れ出す危険性が相当高いことを示しています。

マグニチュード
地下の岩盤破壊のエネルギーの大きさをあらわす数値。巨大地震はM八クラスを言う。一九二三年の大正関東大地震はM七・九。

地震動
地震による地面の動きのことで、加速度の単位（ガル）で表わす。
耐震基準では、大地震動の大きさとして三〇〇から四〇〇ガル（加速度の単位）を想定しているが、阪神・淡路大震災ではこの想定値をはるかに上回る最高八三二ガルの揺れが観測され、大きな被害が出た。

ところで、こうした施設は建築基準法の規定を守っていなかったのでしょうか。

建築基準法は、国民の生命や、健康及び財産の保護を図るために、建築物の敷地、構造、設備及び用途に関する「最低の基準」を定めた（同法第一条）ものです。そして、一定の規模以上の建物を建てる場合などにおいて、「建築確認」と言って、この「最低の基準」を満たしているかどうかを行政が確認する手続きが原則として行なわれています。

しかし、建築基準法で定める地震時、火災時、停電時等の非常時に備える規定は、あくまでも内部の人命の安全確保を目標としています。耐震面について言えば、大地震動の時は建物の倒壊による圧死者を出さないことを目標としており、構造材や内装材、設備の少々の破損などは許容していますし、施設が震災後も継続して利用できることなどは求めてはいません。ですから、建築基準法では前記の神戸市環境保健研究所の被災程度であれば「許容範囲」なのです。

また「建築確認」の段階で照合する一四の建築関係規定（都市計画法、消防法、高圧ガス保安法など）が法令（建築基準法施行令）で定められていますが、その中には、病原体等を危険物と見なしたり、バイオ施設を直接規制する規定は見当たりません。

ですから、バイオ施設であっても建築基準法上、建築審査の段階で、一般の事務所施設と同等レベルであれば審査をパスしますから、大地震時に、バイオ施設は危険な施設となるのです。

そもそも建物の耐震基準は、新潟地震（六四年）、十勝沖地震（六八年）、宮城県沖地震（七八年）などの被害の教訓から改定されてきました。

地震学者の石橋克彦氏は、『大地動乱の時代』（岩波新書・一九九四年）などで、

・首都圏をＭ七級の地震がいつ襲ってもおかしくない。二十一世紀初めに、Ｍ七級の小田原地震が発生し、それによりＭ八級の東海巨大地震の引き金がひかれ、それらをきっかけとして首都圏直下でＭ七級大震災が何回か起こるというシナリオが考えられる。

・日本の耐震技術には盲点が多く、一九二三年の大正関東大地震の東京・本郷の揺れを目安にして耐震基準がつくられているが、そもそも関東大地震の真相はまだ完全には解明されていない。

新潟地震

Ｍ七・五。全壊九六〇戸、半壊六六四〇戸、死者二六人。

砂質地盤の液状化により建物が転倒し、液状化対策が認識された。

十勝沖地震

Ｍ七・九。全壊六七三戸、半壊三〇〇四戸、死者五二人。

柱の破壊により、鉄筋コンクリート造建築物に大きな被害が出た。これにより、七一年の基準法令の構造規定が改正された。

宮城県沖地震

Ｍ七・四。全壊一一八三戸、半壊五五七四戸、死者二八人。

都市型の地震災害を引き起こし、設備被害も注目された。それまでの地震被災の教訓も踏まえて八一年、新耐震設計法が施行された。東北大学の研究室や実験動物用施設も大きな被害を受けたことが報告されている。

とし、首都圏は大地震による耐震テストを待っている「壮大な実験場」であると述べています。

なお、建築基準法で定める耐震基準は東京・本郷の揺れを目安にしているというものの、大正関東大地震の震源はそこから約七〇キロも離れた相模湾でした。一方、兵庫県南部地震の地震動の周期は短かったため、中低層ビルの揺れを大きくして、被害を与えたのに対し、大正関東大地震の最近の研究によれば、東京で周期の長い揺れが生じ、その揺れは現在の高層ビルの設計基準の二倍を越える大きさだったことが明らかになっています（「科学」編集部編『大震災以後』岩波書店、一九九八年）。

今後、予想される地震では、同じ長周期で設計基準を超える揺れが東京をはじめ、大都市を襲う可能性が指摘されています。

地震という大自然の威力の前では耐震技術の未熟さを感じます。「耐震」ではなく、「免震（めんしん）」により建物に伝わる地震動を低減したり、「制震（せいしん）」により地震エネルギーを吸収するなどして、建物の被害を防止することも必要ですが、バイオ施設の安全対策として病原体等の漏出を前提とした立地規制がぜひとも必要です。

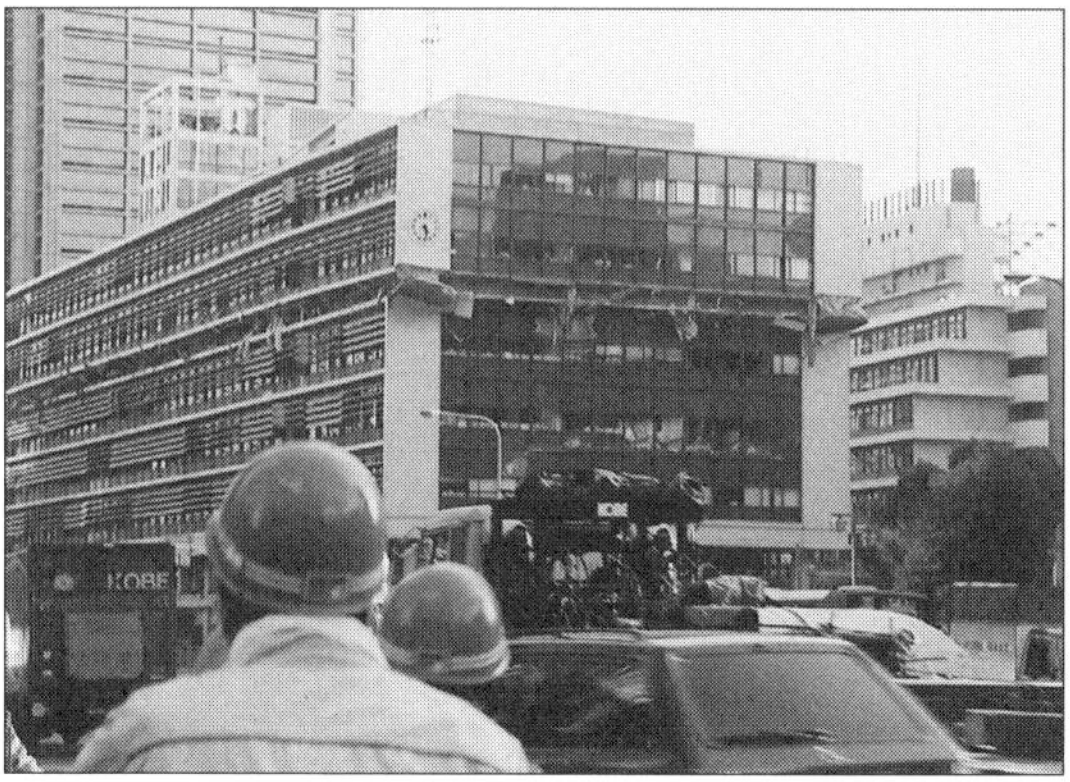

阪神淡路大震災で崩れた神戸市庁舎

Q10 海外や国内のバイオ施設内で過去に感染事故が起きているのでしょうか？

安全キャビネットなどの封じ込め設備が格段に進歩したので、バイオ施設内で感染事故が発生するというのは過去の話ではありませんか。

実験室内の感染事故は、実験操作（遠心分離操作、ピペット操作、注射器操作など）中に必ず発生するエーロゾルによる感染、汚染した器具・器材、液体に直接触れることによる感染、汚染注射針を誤って手指などに刺してしまうことによる感染等数多くの要因があります。感染が当事者の同僚や家族に広がり、施設内の感染事故が施設外にも影響が及ぶことになれば大変な事態になります。

海外の例としては、イギリスでは一九七五年にロンドン衛生・熱帯医学校で天然痘ウイルスが漏出し、所員一名と所員外二名が死亡、一九七八年にはバーミンガム大学でウイルス実験室から天然痘ウイルスが漏出し、上の階にいた写真技師が感染・発病し死亡しています。

アメリカでは、R・M・パイクが七四年までに判明しただけで三九二一件の実験室内感染事故が発生したと報告しています。A・G・ウェダムは、一九五〇年から二十五年間に高度の封じ込め施設を持つフォートデトリック研究所で四二三件の感染事故が発生し三人が死亡したと発表（一九七六年）しました。また一九八九年に同研究所のP2施設で研究者二名がエイズに感染しています。

オーストラリアでは一九八七年、家畜研究所（P4実験施設）でフィルターの付け忘れでニューカッスル病のウイルスが漏出し、研究者が感染しています。

フランスでもパスツール研究所で発ガン遺伝子を扱っていた職員が相次いで同じ種類のガン（リンパ芽球性リンパ肉腫）に罹っていたことが報道されています（一九八六年）。

国内では、国立感染症研究所（感染研、旧国立予防衛生研究所）自身の報告によれば、一九四七年から一九七二年の二十五年間に、八〇件の実験室内感染例があります。病原体は、結核菌、赤痢菌、ブルセラ、インフルエンザウイルス、ベネズエラ・ウマ脳炎ウイルス、痘瘡（天然痘）、ツツガムシ病リケッチア、発疹チフスリケッチアなど多種類にわたっており、感染者の大部分が発症し、数日間から

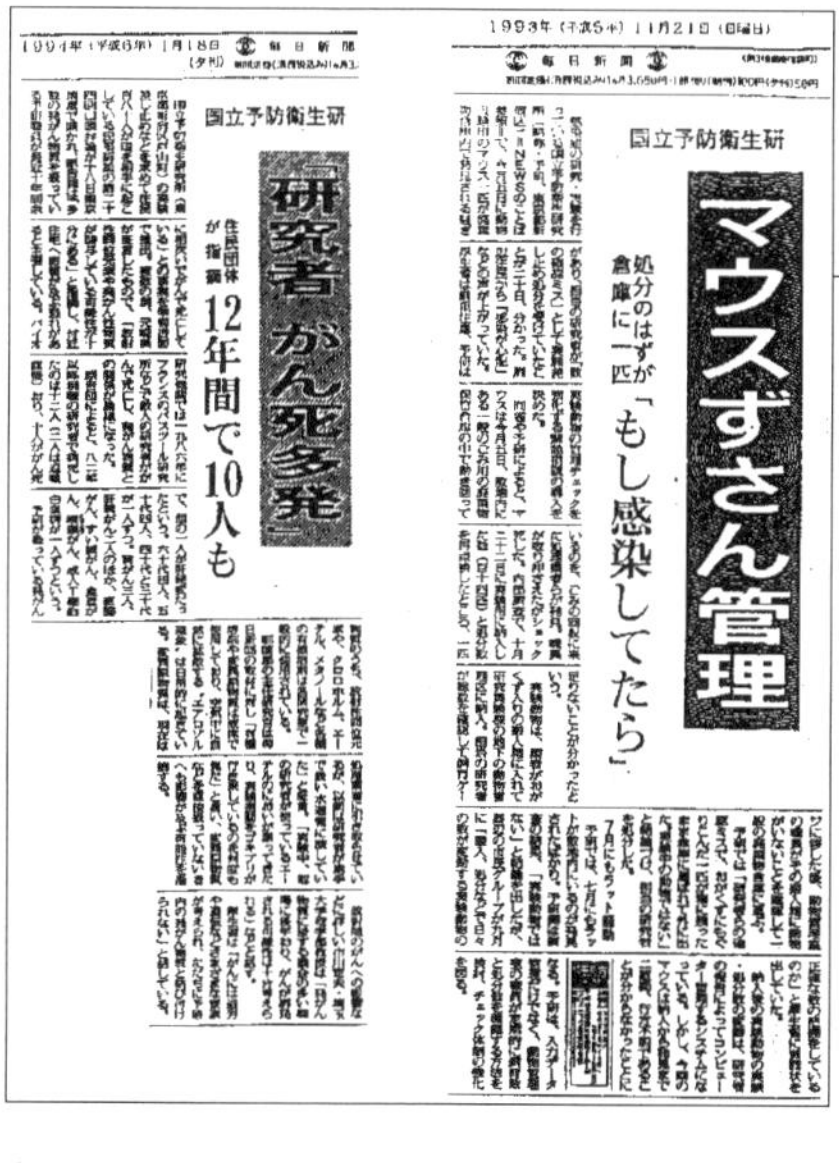
1993年（平成5年）11月21日（日曜日）　毎日新聞

国立予防衛生研

マウスずさん管理

処分のはずが倉庫に一匹

「もし感染してたら」

1994年（平成6年）11月18日　毎日新聞（夕刊）

国立予防衛生研

「研究者 がん死多発」

住民団体が指摘

12年間で10人も

施設内の感染事故などを伝える新聞
右：『毎日新聞』一九九三年十一月二十一日付
左：『毎日新聞』一九九四年十一月十八日付

一月以上の休養を要しましたが、幸い死亡例はなかったようです。感染の要因として、実験操作や動物の排泄物にともなうエーロゾル感染、接触感染などが挙げられていますが、内三九件がいつどうやって感染したかわからないとされています。

また、八二年から九三年までの十二年間に、在職中または退職直後に死亡した感染研職員（年齢は三十代から六十代初期）の一三名のうち一一名（約八五％）の死因がガンでした。この著しく高いガンによる死亡率（日本国民の年間全死亡者中ガンによる死亡者は一九九八年の統計で約三〇％）は、感染研内で取り扱われている発ガン性のある微生物や有害化学物質が関係しているものと疑われます（前頁の新聞参照）。

実験動物施設では、七五年から八二年まで東北大、阪大、神戸大等二七カ所で、腎症候性出血熱ウイルス感染事故があり、合計一四四人が感染し、内一名が死亡しました。九三年にも京大の実験動物施設で多数のラットと職員が感染する事故が報告されています。

実験室内感染の要因のほとんどは人為的ミス・過誤にあります。どんなに立派な設備を備えても実験者本人の不注意をゼロにすることはできません。

最近、開示された国立感染症研究所の事故報告書を見てみますと、今日でも大事故につながりかねない事故が多数起きていたことがわかりました。いずれも、実験者の単純なミスから生じたものです。

例えば、二〇〇〇年九月二十八日、ペスト菌に関わる事故がおきています。ある実験者が、ペストワクチン検定の業務で、ペスト菌をマウスに注射する作業を行なっていました。注射器は、使用後、金属性ケースに入れて滅菌終了まで再び触れることがないようにしなければいけない（注射針に病原体が残っている可能性が高いから）のですが、この実験者は、使用済みの注射器を作業台の上に置いたまま、実験動物を入れるケージを片付けていました。その後、注射針を廃棄しようとした際に、誤って左手中指に注射針が刺さってしまいました。先に述べたように、注射針にペスト菌が付着している可能性が高いので、この実験者には感染する危険性があったのです。それで実験者はすぐ病院に行き、その後一週間、抗生物質を服用しています。幸いその実験者が感染・発病することはなかったのですが、感染研内には、こうした場合に十分な治療を行なえる病棟が併設されていないため、実験者は感染が疑われる段階で、地域社会に出てきていたことになります。

この例では幸い、その後、事故が深刻化することはありませんでしたが、かつてヨーロッパで猛威をふるい、膨大な死者を出したペスト菌に関わる事故が、東京都新宿区という大都市のど真ん中で発生していたことは、衝撃的なことです。

これらは、安全キャビネットなど最新の設備が整備されたバイオ施設においても、実験室内で感染事故が発生し、施設外にも影響が及ぶ可能性のあることを示しています。

プロブレムQ&A

Ⅲ

バイオハザードとは?

Q11 バイオハザードとは何でしょうか？

近頃、バイオハザードという言葉をよく耳にしますが、その意味・内容がいまひとつよくわかりません。どういうことなのか、分かりやすく教えてください。

「バイオハザード」は敢えて日本語に訳すと「生物災害」です。しかし、今では〝バイオハザード〟とそのまま片仮名書きしても通用する日本語になってきたようです。

この語の元来の生物学的意味は、ある生物種が他の生物種に及ぼす災害のことです。今日地球上でその存在が確かめられている生物（動物・植物・微生物）の種類はおよそ一五〇〇万種と言われていますが、それらは直接的・間接的に依存、協力、共存、競合、敵対等の関係を保ちながら、地球生態系を形成しています。バイオハザードは、これらの諸関係のうちの競合や敵対的関係の中で生ずると見ることができます。マムシが人や家畜を襲って傷害を与えたり、蚊やダニが人や家畜に咬傷を加えたりすることも、さらには毒茸と知らずに食べて重大な障害が起きたりすることも、生物学的にはバイオハザードと見なしてよいでしょう。しかし、これでは余り広すぎる定義になってしまいます。そこで、医学や公衆衛生関係分野では、もっとずっと狭く、「病原体並びにそれらが作り出す物質が原因で人や家畜等に発生する災害」を意味する言葉として使われるのが普通です。

　ところで、この語が医学や公衆衛生分野で使われ出した頃は、もっぱら病原体を取り扱っている実験室や検査室で、実験者や検査従事者が自分の扱っている病原体に誤って感染し、何らかの健康障害を受けること、つまりいわゆる「実験室感染事故」とほとんど同義の語として使われていました。

　しかし、既知の病原体に関する研究や未知の病原体の発見が進み、社会的にそれらに対する見方や対策への関心が高まるとともに、バイオハザードは病原体実験の当事者だけの問題ではなく、実験施設内はもちろん施設外の周辺の人々にとっても無視できない問題であることが認められるようになりました。Q8、Q10で述べたように、病原体取扱い施設の周辺では、今日まで幾つかの感染事故が発生しています。ですから、バイオハザードは、今や実験当事者や実験施設だけの問題ではなく、一般市民の健康や社会環境にも関わる問題と見なさねばならなくなったのです。

さらに、今日では、自然界にもともと存在していた病原体による危険だけでなく、意図的であれ非意図的であれ遺伝子組み換え技術を中心とする近代的なバイオテクノロジーにより産み出される新奇な生物（遺伝子組み換え体）による危険も、無視するわけにはいかなくなっています。つまり、バイオハザード概念の枠組みは時々刻々広がっていると言わねばなりません。

要するに、今日のバイオハザードとは、〝病原体や新奇な遺伝子組み換え体の実験・検査に関わる要員やその施設内部にもたらされる悪影響や災害および、その実験・検査施設周辺に居住する人々や生息する生物万般に及ぶであろう健康上および生態環境上の悪影響や災害〟のことです。

バイオハザードの具体的内容は何か

右に述べた定義関連事項を念頭に入れたうえで、今日起こり得るバイオハザードの内容を以下に列挙します。

(1) 医学・公衆衛生およびバイオテクノロジーの実験・検査施設（以下バイオ施設と総称する）の実験・検査従事者およびその他の職員等が、その施設内

バイオハザードの概念

①非意図的に起こるバイオハザード（狭義のバイオハザード）

バイオ実験施設や感染症の検査・治療施設等で、何らかの事故や不注意により、実験者らが病原体等に感染したり、実験操作の場以外のところに病原体等が漏れ出て、人々や生態系環境に悪い影響を及ぼすこと。一般にバイオハザードと言うときは、この狭義の概念である。

②意図的に（故意に）起こされるバイオハザード（→Q16）

一　バイオテロによる災害

二　生物兵器戦争による災害

言うまでもなく絶対に起こしてはならない災害である。これは本書の直接の課題ではない。

で取り扱われている病原体や遺伝子組み換え体に感染・発病（アレルギーや発ガンもふくむ）する。

(2)　バイオ施設から排気や廃水もしくは人為的過誤によって病原体または遺伝子組み換え体が施設外に漏出し、周辺環境を汚染し、その結果、周辺の住民や動・植物等が感染・発病したり、生態系が攪乱（かくらん）される。

(3)　自然界にもともと潜在していた病原体または自然界に放出され潜在していた遺伝子組み換え体が、何らかの理由により自然生態系で増殖・拡散して、広い地域の環境を汚染し、その地域の住民や動・植物が感染・発病したり、生態系が攪乱される。

(4)　食物や飼料の中に存在した病原体およびその代謝産物（だいしゃさんぶつ）（毒素）または遺伝子組み換え体およびその産物（タンパク質）を経口的（けいこうてき）に摂（と）り込むことにより、人や動物が感染・中毒・アレルギー・発ガン等の被害を受ける。

(5)　生物製剤（ワクチン、抗毒素、血液製剤、抗生物質等）の投与を受けた人や動物に副作用（死亡をふくむ）を及ぼす。

なお、これら五項目のうち(4)は、一般に〝食中毒〟という概念で理解されていますが、広くバイオハザード概念にふくめて捉えることも必要であると思われます。

また、(5)には被投与者が予防や治療目的で意図的に（みずから進んで）受け入れた行動の結果発生するという側面もありますから、バイオハザードとは別の概念、つまり〝ワクチン禍〟（コラム①参照）とか〝薬害〟もしくは〝ワクチン事故〟といわれる概念で捉えた方がよいとも思われます。

バイオハザードの特性

バイオハザードには、化学物質災害や放射性物質災害とは異なる次のような特性が認められます。

その第一は、実験している場所から周辺環境に病原体が漏れ出ても直ぐには分からないことです。何時漏れ出たのか、漏れ出た病原体の種類は何か、どれくらいの量の病原体が漏れたのかといったことを即座に判断することはほとんど不可能です。病原体は一般に眼にも見えず、臭いも無いからです。専門的な検索技術（けんさくぎじゅつ）でかなりの時間をかけて初めて明らかになります。また、発病等の被害が現われて初めて検索活動が開始されるのが普通です。

第二に、病原体はもし条件さえ良ければどんどん増殖しますから、人々（ま

ワクチン禍

インフルエンザワクチンによる副作用被害が有名。

また、かつては種痘（天然痘ワクチン）による副作用被害もあった。最近では、MMR（麻疹、おたふくかぜ、風疹）混合ワクチンによる被害が多発し、その使用は中止されている。

薬害

治療目的で使っていた薬品が原因で何らかの健康被害が発生すること。

その例は数知れない。たとえば、血友病の治療に使われる血液製剤（凝固因子製剤）がエイズウイルスに汚染していたため、血友病の患者がエイズに感染した被害はとくに有名。また、下痢止め・整腸剤として使われていたキノホルムによりスモン（亜急性脊髄・眼神経症）が多数の人々に発生したこともあった。

たは、動物）の間で被害が急速にまたはジワジワと拡がる可能性のあることです。

第三に、病原体に感染しても発病しないこと、つまり不顕性感染があることです。不顕性感染者の発生率は、病原体の種類、毒力、感染した量およびその病原体に対する感受性個体や集団の免疫状態さらには治療処置如何によって変わってきます。この不顕性感染者の存在は、バイオハザード発生の摘発を難しくする条件のひとつです。

第四に、未知の病原体による場合とか検査材料の条件次第では、病原体の分離・同定が技術的に不可能または困難なため、原因不明とされたまま経過してしまうこともあります。

なお、従来認知されていなかった新しい種類の病原体（新興病原体）や既知の病原体で毒力が改変・強化された病原体（再興病原体）の突発出現が近年注目されていますが、新興病原体の分離・同定法や診断法・治療法が確立されるまでには相当の時間を要します。そのため、とくに新興病原体によるバイオハザードでは、的確な医療処置を施されぬまま生命を失ってしまうようなことさえ少なからずあります。

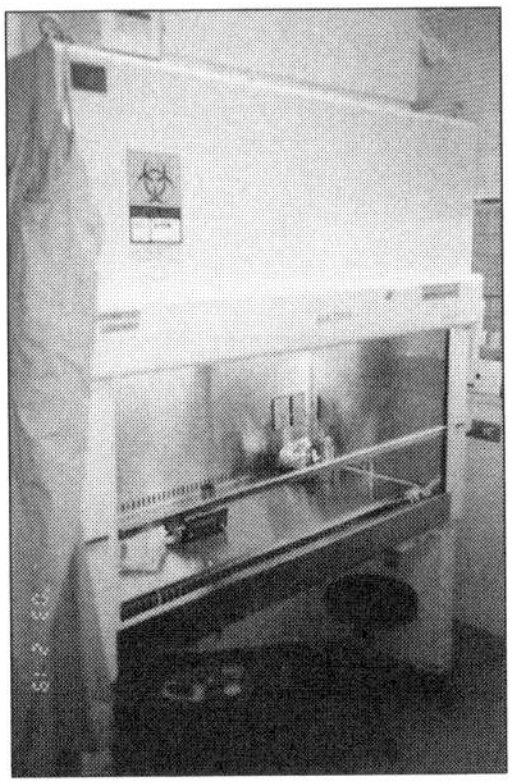

生物学用安全キャビネット

Q12 遺伝子組み換え技術はバイオハザードの原因になるのですか？

遺伝子組み換え技術は万能の技術だと言われているようですが、下手をするとバイオハザードの元凶になる恐れがあると聞きました。本当でしょうか。

バイオハザードの原因はいろいろありますが、近年急速に進展してきた遺伝子組み換え技術に代表されるバイオテクノロジーも、いろいろな局面でバイオハザードの原因になっていることが次第に判ってきました。一体それはどういうことなのでしょうか。それは、技術の本性に根ざすことであり、生命（生物）現象の複雑さに関わることでもあります。

技術の二面性とバイオテクノロジー

技術とは、人間が無機的（無生物的）自然や有機的（生物的）自然に働きかけて、人間に役立つよう自然の一部を造り変えたり、新しい有用産物を作り出したり、快適な生活環境を作り上げたりすることです。だから、技術は人間が自然の法則を意識的であれ無意識的であれ利用し、上手に生きていくために不可欠な営為です。しかし、人間が考え作り出すことですから、技術には有用性や有効性つまり光の面とともに警戒を要する危険性や不確実性つまり影の面とが必ずあい伴って存在します。つまり、技術には二面性があります。

長い技術の歴史のなかで、人々は光の面を最大限に発展させて利用し、影の面を極力抑制することに努めてきたと言えます。そしてよくよく考えてみると、成功した技術というのは、自然法則を無理なく巧みに適切に操作しているものであることが解ります。逆に、自然に対し余りにも強引に働きかけ干渉する技術（たとえば、原子力発電技術やダム造成技術、過度の農薬依存の農業技術や抗生物質依存の医療技術等々）は、一時的には成功と見られても、長い目でみれば失敗と評価せざるを得ないものがほとんどです。

生物（あるいは生命）に直接働きかける現代のバイオテクノロジー（生物技術あるいは生命技術とも言う）に関しても、右に述べ

〔哺乳動物（例：マウス）への遺伝子導入手技概念図〕

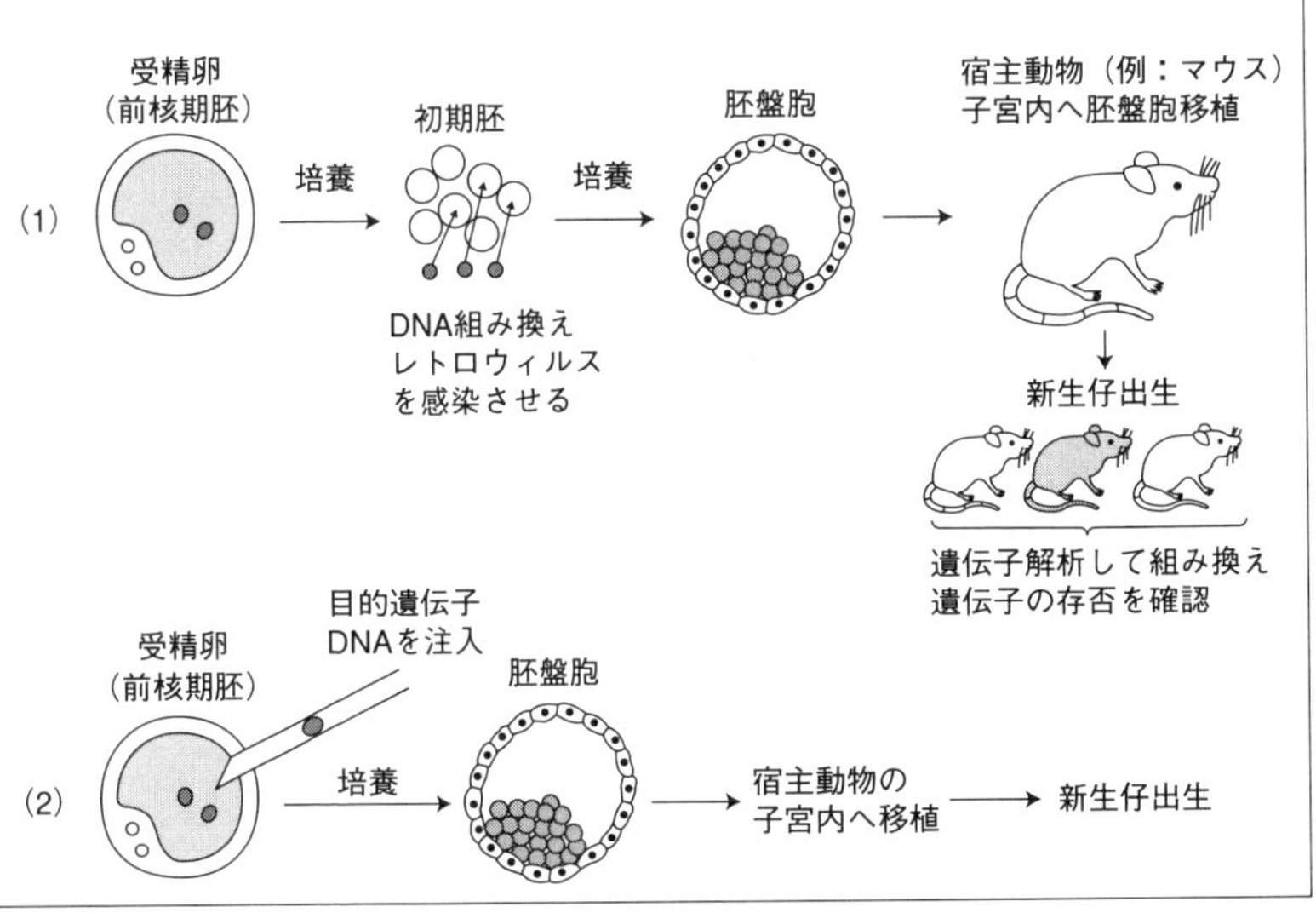

たことが完全に当てはまります。今日のバイオテクノロジーを構成する要素の代表的なものが〝遺伝子組み換え〟技術であることは周知の通りですが、これは生物体を遺伝子のレベルで大変強引に操作する技術です。つまり、自然の生物界ではほとんど起こり得ない異種間での遺伝子伝達をむりやり実現させようとするものです。たとえば、ホタル（動物）の遺伝子をタバコ（植物）に導入したり、ヒトの遺伝子を大腸菌に組み込んだり、ヒトの遺伝子をブタに導入したり等々、今では数えきれないくらいの例があります。

もちろん、一応所期(しょき)の目的を達成できた成功例はありますが、それをはるかに上回る数の失敗例があることは否定できません。始めのうち成功したと大宣伝されていても、次第に難問が発生し、その開発・利用がいつの間にか中止されてしまうものもあります。とにかく、バイオテクノロジーは推進側が宣伝しているほどには有効な技術でも安全な技術でもなく、影の面がきわめて多い技術なのです。

遺伝子組み換え技術が関わるバイオハザード

遺伝子組み換え技術が関係して発生するとみられるバイオハザードは、大別して二種類あります。その第一は、人間や動物の健康に対する悪影響（障害）です。そして第二は、生態系（環境）への干渉・攪乱作用です。

第一の種類のバイオハザードとして最も注目されているのが、いわゆる遺伝子組み換え作物やそれを原料とする食品（または飼料や栄養剤）を食べることにより発生する恐れのある健康障害です。

人体に影響した実例としては、既に十年以上前にアメリカはじめ世界各地の人々多数が、健康食品として市販されていた昭和電工製のトリプトファン（アミノ酸の一種）を摂取したことが原因で、好酸球増多性筋肉痛症候群という悲惨な病気になってしまった事件があります。それは、アメリカを中心に推定発病者数が約六〇〇〇名、確認された死亡者数が三八名にも及ぶ大きな災害でした。昭和電工では、東大応用微生物研究所由来のトリプトファン産生菌株を元に、五段階もの遺伝子操作を加えて最終的には効率よく大量のトリプトファンを産生する新しい菌株を作り出しました。ところが、この菌株からのトリプトファン製品には複数の不純物も含まれていました。それらの不純物の幾つかが病気の発生に関係しているものと判断されました。それらが遺伝子操作の過程での予期し得ない産物である可能性は大きいのですが、企業秘密の壁に阻まれてこの事件の真相解明は未だに終わっていない状態です。ともあれ、この事件は遺伝子組み換え技術の危険性を示した歴史的事件であることは確かです。

別の例を挙げます。それは、イギリスのA・プシュタイ博士が一九九八年に発表した動物実験の結果です。博士は、マツユキソウが持つ殺虫性の毒タンパク質（レクチン）の遺伝子が組み込まれたため害虫抵抗性を持つに至ったジャガイモを、ラットに与えて安全性を確かめる実験を行ないました。その結果、レクチン遺伝子導入のジャガイモは、脳をふくむ内臓の重量減少（萎縮）や代謝異常・免疫機能低下などをもたらすことを示すデータが得られたのです。いろいろな実験群のデータを検討したところ、これらの結果は、組み換えジャガイモ内に産生されたレクチンそのものの害作用ではなく、遺伝子組み換え過程で予測し得ない副産物が作られ、それらにより生じたと考えられました。これは動物実験でのデータですけれども、ラットと同じ哺乳類であるヒトでも同様のことが起こる可能性は多かれ少なかれあるものと見てよいでしょう。事の重大さを知るプシュタイ博士は、勇気をもって世の中に警告を発しています。

実は、プシュタイ博士の実験例のような安全性の慎重な検討がほとんど行なわれないまま、既に数々の遺伝子組み換え食物が私たちの日常の食卓に上っています。これでは、遺伝子組み換え食物によるバイオハザードを防ぐのは至難（しなん）です。

右の事例の他に、目的とする遺伝子を受け取る細胞（宿主細胞）に運び込むためにしばしば使われるウイルス性のベクター（運搬役）や、目的遺伝子を宿主細胞内でうまく発現させるためのプロモーター（遺伝子の一種）など、遺伝子組み換え技術に必須の機能要素が、目的外の働きをしてしまい、危険が発生することもあります。最も案じられるのは、宿主細胞内に潜伏しているウイルスと関係して新しい病原性ウイルスが出来てしまうことです。このことは植物の遺伝子組み換えでは既に実証されています。なお、動物ウイルスをベクターにした場合に、予期し得なかった恐るべき結果（死亡例）が宿主個体に現われたという動物実験の結果も発表されています。

さらに、遺伝子組み換え技術では、目的遺伝子がうまく導入されている宿主細胞を選び出すためのマーカーとして、しばしば抗生物質耐性遺伝子を用いますが、この耐性遺伝子が環境内のさまざまな細菌やカビ類に伝達されてしまうことも警戒すべきです。今日、抗生物質耐性菌つまり抗生物質の効かない菌が急増している原因として、遺伝子組み換え技術における抗生物質耐性マーカー

予期せぬ危険を生み出す遺伝子組み換え実験（『朝日新聞』二〇〇一年一月二十四日付夕刊）

致死性ウイルス　偶然できた

遺伝子組み換えでマウス、次々死ぬ

豪で公表

【ワシントン23日＝大牟田透】オーストラリア国立大などの研究グループが、マウスのウイルスを使って遺伝子組み換え実験中、偶然、致死性のウイルスを作り出してしまったと、米医学誌「ウイルス学」二月号に発表した。このウイルスは人間への危険はないものの、こうした技術が悪用されれば、生物兵器の開発にもつながり、論議を呼びそうだ。グループは三年近く、政府と軍にしか報告していなかったが、危険性を広く知らせる義務があるとして公表した。

グループは、ネズミによる農作物被害を防ぐため、不妊にして繁殖を抑えようという研究をしていた。マウスの病気であるマウス痘のウイルスに、インターロイキン4という、免疫細胞を活性化させる物質の遺伝子を組み込んでマウスに注射。免疫反応で生殖細胞を壊して不妊化を狙った。ところが、注射したマウスが次々に死んだ。免疫を持っていてマウス痘にかからないものも死亡したという。

遺伝子の汎用を指摘する研究者も少なからずいます。

次に第二の種類のバイオハザードである、遺伝子組み換え技術が生態系（環境）に干渉し攪乱することについて簡単に述べます。

この類のバイオハザードは、先ず、遺伝子組み換え植物が野外圃場で栽培されたり、遺伝子組み換え魚類が川・湖・海などに放流されたり、遺伝子組み換え微生物が土壌に散布されたりした場合に発生することが考えられます。それだけではなく、実験室内で取り扱われていた遺伝子組み換え微生物が何らかの理由で室外環境に漏出した場合にも発生する可能性があります。

しかし、生態系についての総合的な研究・調査が普段から地道に行なわれていないと、遺伝子組み換え生物や組み換えに使われた遺伝子・ベクター・プロモーター等々による生態系攪乱の実態を正確に把握することはできません。生態系の基礎調査が十分に行なわれていないことは、推進側が批判側の憂慮を無視したり軽視したりするときの言い訳（「批判には〝科学的〟根拠が無い」とする）の拠り所にもなってしまいます。

ところで、アメリカやヨーロッパでは既に幾つかの研究グループがこの類のバイオハザード発生の事実を見い出し、警告的な論文を発表しています。たとえば、殺虫毒素遺伝子を導入されたトウモロコシにより標的以外の昆虫類までが死んでしまったとか、特定の除草剤に対する耐性遺伝子を導入されたトウモロコシの花粉が圃場外の広範な地域に飛散し、雑草にもその耐性遺伝子が伝達しているとかの調査報告が次第に現われています。昆虫類や水生の生物・微生物、土壌中の微生物等々について調べれば、もっと深刻な生態系の変貌が発見されるものと思われます。遺憾なことに、水中や土壌中の生態系については未だ決して十分な研究・調査がされていません。

なお、近年急速に注目を浴びている遺伝子治療技術についてみると、治療現場(病室や処置室等)で使われる遺伝子を運ぶベクター(ウイルスその他の可動性因子が使われるのが通例です)の安全性の検討は、患者への副作用予防の観点からは行なわれていますが、治療現場から周辺環境にベクターが漏れ出て生態系に入り込んだ場合に攪乱要因になるか否かという観点からの調査研究はほとんど全く行なわれていません。今後、市民的監視を要することのひとつです。

コラム④

バイオテクノロジーが役立っていることも多いのではありませんか

現代の科学技術には光の面（正の面）とともに影の面（負の面）があることを否定する人は恐らくいないでしょう。たとえば、化石燃料の枯渇を救う決定打として一九〇〇年代後半に持てはやされた原子力エネルギーの利用技術（いわゆる原子力発電）についてみると、今では核燃料廃棄物の処理や老朽化した原子炉の解体等で解決不可能の難問が発生しており、原子力技術の負の側面が顕著になっています。そして、原子力依存のエネルギー政策からの撤退は世界的潮流になってきました。同様にバイオテクノロジーについても、いずれは健康や環境への破壊的な影響が目立ってくるであろうと憂慮されます。

まず健康面ですが、遺伝子組み換え大腸菌により作出されるヒトインシュリン（膵臓（すいぞう）の組織の一部であるランゲルハンス島のβ細胞から分泌される血糖降下作用を示すホルモン）について見てみましょう。この技術はバイオテクノロジーの有用性を示す典型的な例として早くから喧伝されていたものです。周知のように、従来は主としてブタの膵臓から抽出されたブタインシュリンが医療用に使われていました。しかし、入手難や有効性の面で問題があったことは確かです。そのため、大腸菌によりヒトインシュリンを大量に安く作り出すことのできるバイオテクノロジーは、糖尿病の患者たちにとって文字通り福音でした。

ところが、最近そのヒトインシュリンが期待どおりの効果を現さない臨床例が多数認められるに至りました。英国でのデータによると、その注射を受けているI型糖尿病患者の約一割で無効、なかには突然、低血糖性昏睡に陥った人もいると報じられています。しかも、記憶力低下とか集中力減退から性格変化に至る副作用さえ現われています。そして、約二割の患者は以前使っていたブタインシュリンに戻ることを望んでいるのに、今ではそれを抽出・精製し販売している製薬企業が無くなってしまったため、患者の希望は叶えられない状態になっています。

また、同じく遺伝子工学技術により作られたウシ成長ホルモン（rBGH）を投与されて泌乳量が増えた乳牛の乳にはインシュリン様成長因子（IGF―1）が増量しているので、その乳を飲んでいる人々のあいだでは、細胞分裂の異常な昂進がみられ、その結果、末端巨大症、乳ガン、前立腺ガン等の発生率が増加していると報じられています。

これらの二例を見ただけでも、大いに期待され宣伝されているバイオテクノロジーの産物は、人々の健康にとりそれほど有効でも安全でもないことが解るでしょう。

次に、環境や生態系に対するバイオテクノロジーの影響については、長期にわたる系統的な調査・研究が達成されない限り、きちんと定量的に解説することはできません。常識的に考えて、良い影響があるとはまず言えません。既に、除草剤耐性遺伝子を組み込まれた作物からその耐性遺伝子がかなり遠方で栽培されている同種もしくは野生の近縁種に伝達されてしまっていることや、害虫抵抗性遺伝子を組み込まれた作物が目的とする害虫以外の希少種の昆虫をも殺してしまったことなどを明らかにした研究報告が発表されています。これらはバイオテクノロジーにより生態系の攪乱が起きることを物語る重大な事実であると言えます。

多くの科学的証拠が未だ得られていないにしても、現時点で予想できる環境・生態系への悪影響を防ぐための公共的対策を、予防原則に基づいて早急に作り実施すべきです。たとえば、最も基本的には、遺伝子組み換え生物体（微生物、植物、動物）は実験室の閉鎖環境でだけ取り扱うものとし、自然の開放環境（下水道等もふくむ）に持ち出すことは厳禁すべきです。ひとたび組み換え体が実験室から漏出し自然環境で生存・増殖したら、それを回収することは不可能であることを肝に銘ずべきです。

右に述べたことから明らかなように、バイオテクノロジーには無視できない負の側面つまりさまざまな危険性があります。正の側面（有用性）はそれらを推進することによって何らかの利益を得ることのできる人々（たとえば巨大バイオ企業）によって、常に声高に叫ばれます。企業的立場の人や行政官僚・通俗政治家らは、負の側面を無視し、正の側面だけを一面的に強調するのが通例です。しかし、バイオテクノロジーに関しては、負の側面が正の側面よりもずっと大きくかつ執拗であり、それを無視しては、人々の健康や環境に取り返しのつかない被害がもたらされると見るべきです。もちろん、商品生産領域以外に基礎生物学・医学の研究分野でもバイオテクノロジーは必須の研究技術として今日では広く使われています。市民的立場からすれば、後者の使われ方は、もし研究者がバイオハザード予防の原則を十分理解し一般公衆に悪影響を及ぼさないよう慎重・誠実に実験に従事するのであれば、容認できます。

最後に一言、バイオテクノロジーのもつ正・負の両側面については今後とも長期にわたり冷静に検討すべきことが多く残されていますが、当面は予防原則に立って危険の回避・排除に努めるべきです。

Q13 実験動物もバイオハザードの原因になるのでしょうか？

今日、実験動物は厳密な衛生管理の下で飼われているので、病原体に自然感染している恐れはないと言われていますが、本当ですか。

昔は、実験動物と呼ばれる動物（マウス、ラット、モルモット、ウサギなど）は、農家の庭先などで副業的に繁殖され育てられたものが大部分でした。そして、いろいろな病原微生物や寄生虫に自然感染して病気に罹っているものも少なからずいました。そのため、それらの感染・発病動物を不注意に取り扱えば、取扱者も同じ病原体に感染してしまう危険（つまりバイオハザード）は確かにありました。

しかし、今日の実験動物は一般に、衛生管理の行き届いた専用の生産施設で繁殖・育成されています。生産施設で病原体に感染していないことが確認されて、生産業者から研究者（または研究施設）に届けられた以後も原則として清潔な飼育環境下で厳密な飼育管理を受けながら実験に用いられます。ですから、

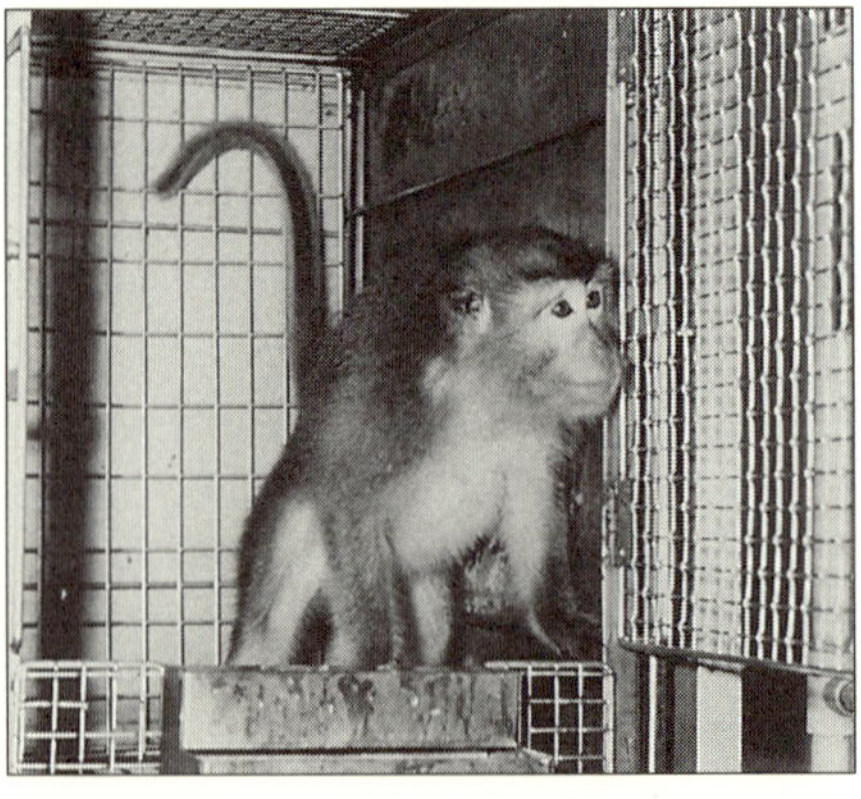

実験動物としてよく使われるカニクイザル写真

今日では実験動物がそのまま直接にバイオハザードの原因になることは、ほとんど無いと言えます。

とは言っても、例外があります。それは、①野生由来の動物（たとえばサル類）を実験動物として使う場合、②病原体の存否を確かめたり、病原体の性質やそれが起こす病気の本態を探るための感染実験（後述）に使われている場合です。これらの場合には、動物の扱い方次第でバイオハザードが発生する可能性は大いにあります。

先ず、野生由来で実験動物として用いられている動物の代表であるサル類を見てみましょう。原産地で捕獲された直後のサル類にはさまざまな寄生虫や病原微生物が感染しています。それらの感染の結果、発病（下痢、肺炎等々）しているものもあります。したがって、原産地から捕獲野生サル類を輸入して実験用とする場合何よりも大事なことは、個体ごとに感染・発病の有無を点検し、必要に応じ治療・予防の処置を採ることです。そのためには一定の検疫場所と検疫期間を設定するのが今では常識になっています。実は、野生サルに感染している病原体には未知の種類もあり、しかもヒトに感染すると強い病原性を発揮するものがあります。

Bウイルス
野生のマカカ属サル（ニホンザル、アカゲザル、カニクイザル、タイワンザル等）に高率に感染しているヘルペスウイルス科に属するウイルス。
サルに対しては、ひどい病気を起こすことはないが、人間が感染すると中枢神経系の障害が現われ、死亡することも多い。

マールブルグウイルス
Q3二二頁の注、参照のこと。

Ｂウイルスやマールブルグウイルスは、今でこそ関係者の間ではよく知られていますが、アカゲザルやアフリカミドリザルを介してヒトに感染し、致死的な病気を起こし、その正体が判明するまでは、病原学者の間でさえ全く知られていなかった新発見のウイルスでした。ですから、このような正体不明の病原体を持っている動物をそれとは知らず不注意に実験に使えば、バイオハザードを引き起こす要因になることは間違いありません。

次に、実験動物が感染実験に使われている状況を見てみましょう。感染実験には大別すると二種類あります。

第一は、原因不明であるけれども何らかの病原因子の感染によると推定される病気に罹っている人（または動物）から採取した検査材料（血液とか糞便、臓器片など）を、健康な動物に経口投与（けいこうとうよ）とか静脈注射などいろいろなルートで接種して、その動物が似たような病気を起こすか、または何らかの症状を発するか否かを観るという類の感染実験です。これは、大変なバイオハザード発生の危険が潜んでいることもあれば、逆に全く無事に済んでしまうこともありますので、危険性はケース・バイ・ケースと言える動物実験です。

先ほど触れたマールブルグウイルス病の場合、未だ原因が確定しなかった段人畜共通感染症の例―サル類とヒトとの間の場合―

病名		ふつうの感染ルート	ヒトの主要症状
ウイルス	Bウイルス病	創傷(唾液、血液)、エーロゾル	中枢神経症状を発し、致命率きわめて高い
	マールブルグ病	不明(創傷、経皮、エーロゾル)	重度の衰弱、嘔吐、発熱、筋痛、結膜炎、出血、発疹、致命率高し
	狂犬病	咬傷	神経痛様疼痛、不安感、恐水発作、感覚過敏、嚥下困難、運動・知覚麻痺
	ボックスウイルス感染症	接触、エーロゾル	皮膚に局所的発疹、濃疱、場合により天然痘様症状
	急性灰白髄炎	経口、エーロゾル	下痢、発熱、四肢の運動麻痺、呼吸麻痺
	ウイルス性肝炎	経口	食欲不振、嘔吐、発熱、下痢、黄疸
細菌	細菌性赤痢	経口	下痢
	結核	エーロゾル、経口	衰弱、発熱、その他感染臓器により様々
	類鼻疽	経口、経皮	チフス様、結核性症状、多発性慢性膿、致命率高い
原虫	アメーバ赤痢	経口	脱力、下痢
	マラリア	媒介カによる刺傷	周期的発熱発作、貧血、脾腫、黄疸
蠕虫	腸結節虫	経口	下痢、貧血
	鞭虫症	経口	腹部不快感、下痢、貧血

出典:『実験動物学―技術編―』(田嶋嘉雄編・朝倉書店刊、1977年、第13章マカカ属サル〔本庄重男著〕)

階では、患者の血液材料等がサル類に接種され、そのサルが患者と同じような発熱と全身の出血症状を示したことから恐るべき病原ウイルスの分離・発見に至ったのです。とにかく、この類の感染実験は本質的に危険な動物実験であるとして、常に厳重な感染予防対策を採って実施されるべきです。

第二の種類の感染実験は、既知の病原体の純粋培養株を動物に接種して、感染・発病の経過や病態の変化、免疫機能の変動等々を追跡し、その病原体による病気の様相を明らかにする目的の実験です。この場合は、その病原体の培養条件下での性状についてはかなり判明していますが、動物に感染してからの病原性や毒力については不明の部分がたくさんあります。したがって、一応判明しているその病原体の危険度に対応した予防措置を採って感染実験を行なわねばなりません。しかも、動物体内に存在する菌株（またはウイルス株）は一般に、試験管内で培養されている菌株（またはウイルス株）よりその病原性や毒力が高まっていますので、実験感染させた動物を扱うときは、培養菌株（またはウイルス株）を扱うとき以上の注意が必要です。とにかくこの類の感染実験は、下手をすれば間違いなくバイオハザードを引き起こすものとみなして、予防措置を怠ることなく実施されるべきです。

少し別のことになりますが、今日のバイオテクノロジーでは、遺伝子を改変したウイルスとか異種生物由来の遺伝子を導入した動物を作ることは簡単にできます。そしてそれらを使って動物実験が行なわれています。

たとえば、遺伝子操作によりヒトのエイズウイルス（ＨＩＶ）とサルのエイズウイルス（ＳＩＶ）を合体させたウイルス（ＳＨＩＶ）を作り上げ、それをサルに感染させるような実験が行なわれています。ＨＩＶは元来サルに感染しないのですが、ＳＨＩＶだとサルに感染しますので、うまく行けばヒトのエイズと似た病気をサルで発現させることができるのを期待しての実験です。成功すればヒトのエイズの感染・発病過程をサルで研究できるというわけです。

また、ポリオウイルス（ヒトやサル類にしか感染しない）に対する感受性の遺伝子をマウスに導入し、ポリオウイルスに感染・発病するマウスを作出することも行なわれています。この遺伝子導入マウス（トランスジェニック・マウス）は、ポリオウイルスに対し元来は不感受性であるマウスが感受性になったもので、ポリオワクチンの安全性や有効性の検定用動物として、サル類に代わる有用性が認められています。

このようにバイオテクノロジーの進展で、動物実験の姿は変わってきた面がありますが、バイオハザード発生の恐れは無視できません。

Q14 バイオハザードは人間の健康や環境に有害な影響を与えるのでしょうか？

病原微生物・有毒動植物が人々の健康や環境に悪影響を及ぼすことが、バイオハザードだと聞きました。それは人間の被害なしには成り立たない概念ですか。

Q11で既に述べたバイオハザードの定義・内容・特徴から明らかなように、バイオハザードとはまさに人間の健康や環境がいろいろな病原体や遺伝子組み換え体等によって有害な影響を受けることを意味する言葉です。つまり、人間の健康や環境に有害な影響を与えるからこそバイオハザードというわけです。

バイオハザードは、人間社会に現われてはじめて問題とされるのが普通です。たとえば、今やほとんどの人が知っている腸管出血性大腸菌O―一五七H七（略称：O―一五七）は、もともとはウシの腸管に棲み着いていたと言われています。ウシに対しては害を及ぼすことのない菌です。ところが、O―一五七で汚染された食物（とくに牛肉）を食べたり、汚染された物品に触れた手指等を介して、人間がこの菌に感染した場合には、周知のようにしばしば激しい症状の病気の発生がみられます。つまり、O―一五七によるバイオハザードは人間が被害を受けて初めて、知られるようになったわけです。

ここで重大な問題は、O―一五七が自然の生態系の中でどのような役割を演じているのかは実のところ未だほとんど判っていないということです。それはウシ以外の種類の動物とは無関係なのか、土壌中や水中の微生物と何か関係はあるのか、どうして人間に害を及ぼす菌になったのか、等々、微生物生態学といわれる学問領域で今後とも取り組まれるべき問題がきわめて多く残されているといえます。

それにしても、事実上これらの基礎的問題が未解明のまま、O―一五七によるバイオハザードの続発に対処せねばならぬということは、考えれば考えるほど深刻な問題です。そして、O―一五七以外の病原体についても事態は大同小異と思われます。

ところで、バイオハザードには人間以外の家畜や野生動物さらには植物で最初に認められ、その後に人間にも及ぶという過程をとるものもあります。その典型例は、既にQ2で説明したように最近社会的にも政治的にも大問題となっている牛海綿状脳症（BSE、俗称：狂牛病）の発生です。鳥類→ブタ→人間と

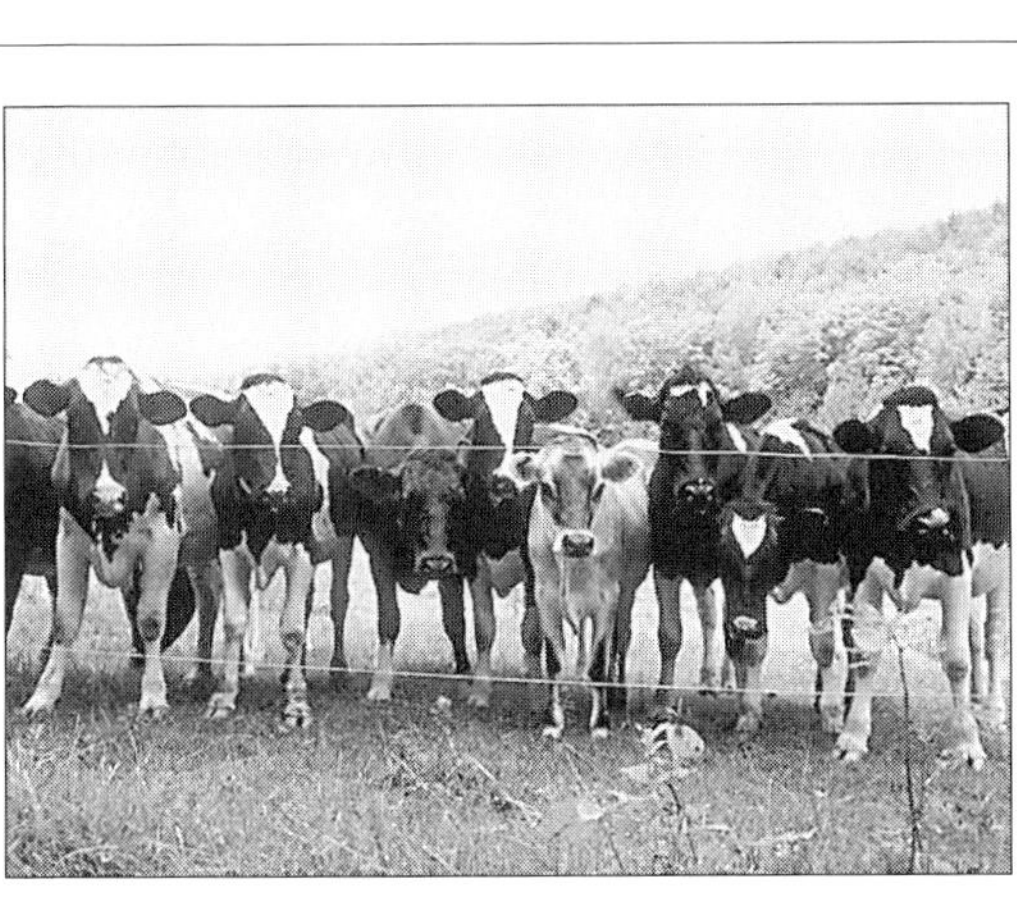

いうウイルス伝搬経路のあることが知られているインフルエンザの流行もこの範疇に入るバイオハザードとみることができます。

右に述べたことから解るように、バイオハザードを起こす病原体には、人間と動物とで共通のもの（人獣共通病原体）が極めて多種類あります。ですから、動物で発生したバイオハザードは人間でも起こり得る（およびその逆）と見る必要があります。そして、バイオハザードの原因を探究し予防対策を樹立するには、この点を常に念頭に入れておくことが肝要です。人獣共通病原体が平生は自然生態系の中に潜在していて、何かの誘因により増殖したり変異したりして、人間や動物の体内に入り込み病気を起こす恐れは、いつでもどこでもあると考えられます。

なお、遺伝子組み換え技術が関わるバイオハザードについては、別の質問項目でもたびたび述べていますが、最も警戒を要するのは、病原体の研究において病原性や毒力に関係する遺伝子を取り出したり、増幅したり、非病原体に導入したりする技術です。このような技術の使用は、悪魔の生物兵器開発に通じますから、たとえ基礎研究上どれほど必要であるにしても、社会的監視と法的規制の下でしか許されるべきではありません。未だ誰にも知られていない恐るべき新種の病原体を意図的に密かに作り出せる技術を、今や望む人は誰でも使える時代です。科学者や技術者の倫理や自主性にだけ頼って〝悪魔の技術〟を放任することになっては大変です。

Q15 バイオハザードは原爆や原発事故災害と比べて恐ろしいのでしょうか？

バイオハザードと原水爆や原子力発電事故による災害とはどんな違いがあるのでしょうか。バイオハザード特有の恐ろしさとは、どんなことでしょうか？

病原体取り扱い施設と関わって発生するバイオハザードの恐ろしさは、一瞬のうちに地域社会の自然・人間・建造物等を殲滅(せんめつ)してしまう原爆の恐ろしさとは様子が違います。また、意図的(いとてき)に直接の殺傷をもくろみ、恐怖心や社会的パニックを引き起こす生物兵器による災害とも違います。

バイオハザードは、本来は発生の当事者であるバイオ施設の側の人間にとっても不本意につまり意図せずに引き起こしてしまった事故による災害ですから、その点では原爆攻撃による災害よりもむしろ原発事故の災害に比べられるのが妥当でしょう。

原発事故災害の原因となる放射能に相当するのがバイオハザードの場合は細菌やウイルスなどの病原体です。細菌やウイルスは肉眼では見ることのできな

いいわゆる微生物ですが、一定の条件が整えば自己増殖します。放射能の場合は長い短いはあっても時間とともに必ず減衰(げんすい)していきますが、病原体は感染した体内で増殖します。一方、生体の側は病原体を排除するため抵抗力を発揮します。その結果、感染して一時的に病原体が増殖しても生体の抵抗力（免疫力）で押さえ込まれ発病しないこともあります。しかし、一度に大量の病原体に感染したり、量的には少なくても生体の抵抗力が弱かったり、さらには病原体の毒力がきわめて強かったりすると、体内での増殖が進み発病にまでいたります。こうなると、体内で増殖した病原体をつぎつぎにまわりの人に広げていく危険性が出てきます。

感染しても発病しなかった場合、それは必ずしも病原体が体内で死滅し排除されてしまったわけではありません。結核がそのよい例です（Q1の解答参照）。また、エイズの場合は、感染してもすぐには発病せず、数年から十数年のちになってはじめて発病します。エイズでは感染がわかった段階で発病を遅らせる療法が行なわれていますが、ひとたび発病するといまのところ根治療法はありません。本人が知らない間に感染を周囲に広げてしまう危険性もあります。

一般にバイオハザードの危険性がある場合、知らない間に感染しているかも

国際バイオハザードマーク（右）

バイオハザードの発生の恐れがある実験室の入口扉に貼布することが世界保健機関（ＷＨＯ）により勧告されている国際バイオハザード標識。

一九九七年以後、この標識は病原体を取り扱っている実験室・検査室にはすべて貼布することとされている（それ以前は危険度クラスⅡ以上の病原体取り扱い室とされていた）。

なお、この標識の下欄には取り扱い病原体の種類、実験責任者名と昼間の緊急電話番号および家庭の電話番号とを記入するのが通例である。

知れないということをいつも考えておく必要があります。しかも感染していたとしてもその病原体を確定するのは容易ではありません。特定の病原体に感染したかどうかを検査する手段（血清診断など）はありますが、かなりの費用と時間がかかります。いつ感染するか、どんな病原体に感染するかを心配しつづけなければならない心理的負担がバイオハザードのもうひとつの特徴です。

バイオ施設の外で起こるバイオハザードは、バイオ施設からの排気や廃水中に漏れでた病原体によって施設周辺の人々が感染したり環境が汚染されたりするものですが、これに加えてもうひとつ原発事故災害には無い経路の感染があります。それは施設で病原体を取り扱っている人を介して感染が拡がる場合です。実験操作中に実験者自身が感染事故を起こす、あるいは病原体を身体に付着したまま外へ出てしまうということです。本人が気が付けばすぐに手当てをするでしょうが、そうでないと周りの人に感染を広げてしまう（二次感染）恐れがあります。

ところでバイオ施設から漏洩した病原体を即時にしかも時間を追って検出する実用的な技術は未だありません。原発の場合は今この瞬間に放射能が漏れているかどうかを検出するモニター装置が実際に稼動しており、二十四時間記録

二次感染
マールブルグウイルスでは、始めに感染した夫から妻へ性行為によって感染が拡がった事例がある。
また、インフルエンザウイルスなどは、人から人へと二次、三次と感染伝播があるのは常識。

されます。この点で放射能災害とバイオハザードとは大きな違いがあります。

今この瞬間、バイオ施設の屋上（一般に屋上から強制排気されます）からどのような病原体がどれくらい漏れ出ているのか、周辺の住民はもとより施設内の人たちにも把握できないのです。それでも施設内で実験している者にとっては、自分が一番よく知っている特定の個々の病原体ですから、実験中に感染したかもしれないとなったらそれなりの処置をただちにするでしょう。ある程度有効な抗生物質や抗血清、あるいはワクチンの投与もできます。ところが周辺の住民はどうでしょうか。今この瞬間、漏れ出ている病原体の種類も量もいっさい判らないままに放置されているのです。このようにバイオハザードは知らないうちにじわじわと市民社会を侵すものです。それゆえバイオ施設の周辺住民は、いつも警戒を怠る訳にはいかないのです。

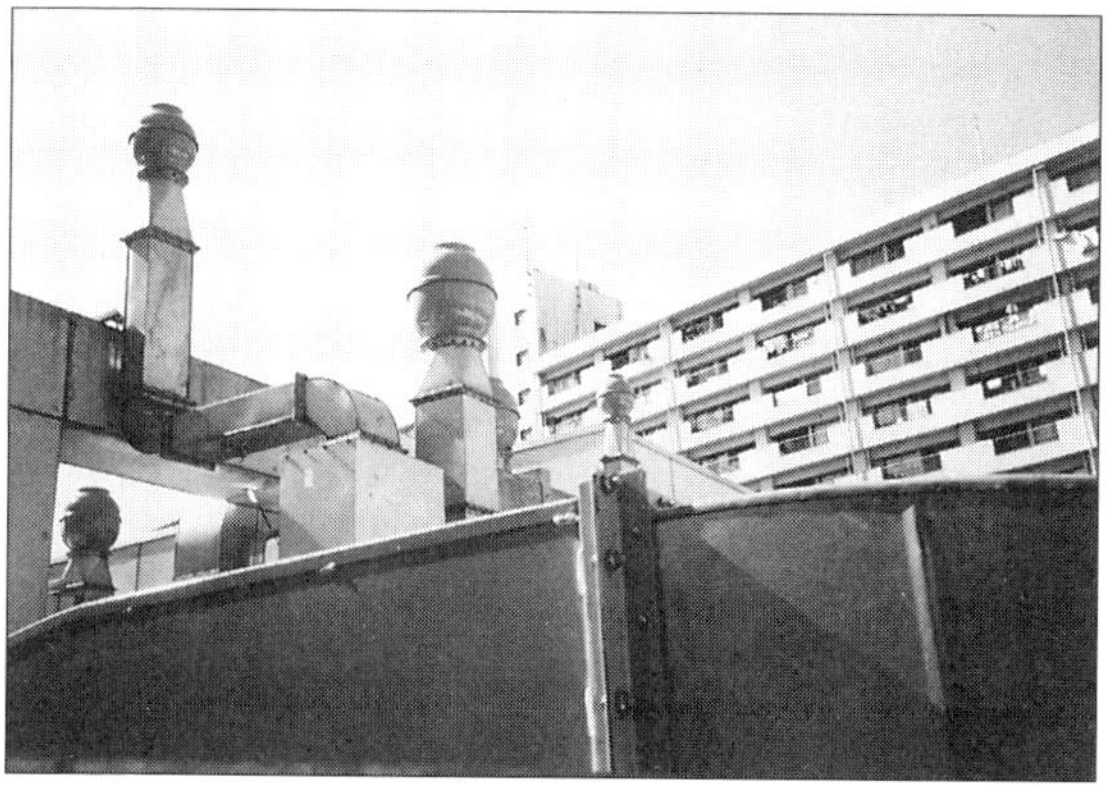

バイオハザードを招きかねない国立国際医療センター（東京都新宿区）の排気塔

Q16 バイオテロや生物兵器戦争をバイオハザードと同じと考えてよいのですか?

炭疽菌や天然痘ウイルスなどを使用するバイオテロや生物核兵器戦争は、バイオハザードそのものではないでしょうか? どこがどう違うのでしょうか?

二〇〇一年に、アメリカで炭疽菌事件が起き、にわかにバイオテロが注目を集めるようになりました。また、第二次世界大戦中の日本軍の七三一部隊の例のように、生物兵器の開発は、常に世界史の中で顔をのぞかせています。

私たちは、バイオハザードとバイオテロ、あるいは生物兵器戦争をどのように区別すればいいのでしょうか。それとも、同じようなものと見るべきでしょうか。いずれも病原体により市民に多大な被害を与える、という意味では、同列に考えることもできます。しかし、「テロ」「戦争」「ハザード（災害）」という言葉に示されているように、分けて考えておくことが妥当ではないでしょうか。

「災害」というのは、基本的に「非意図的」に起こると言えるでしょう。一

生物兵器の開発

生物兵器の開発は国家秘密事項ということで、どの国も細菌兵器開発を公言しない。今問題のイラクや北朝鮮は開発を進めているかもしれないし、イギリス、アメリカ、カナダはかつて開発していたことは確かである。ソ連（ロシア）やドイツ、南アフリカは過去に開発を進めていたことが知られている。日本も第二次大戦中は七三一部隊で有名なように実戦使用もしていた。

現在の自衛隊は、防衛の名の下に、アメリカと共同して生物兵器関連の研究をしている模様である。

方で、「テロ」「戦争」は、個人や、組織や、国家が、意図的に引き起こすものです。ですから、「バイオハザード」は、バイオテロ、生物兵器戦争と区別して考えるべきです。

しかしながら、全く関係がないわけではありません。例えば、七三一部隊が一九四〇年秋に生物兵器戦の一環としてペスト菌を撒いた中国の浙江省では、その後も継続的にペストの発生が確認され、住民に脅威となっていることが報告されています。また、第二次世界大戦中にイギリス軍ポートン科学戦防衛研究所の微生物研究所が、スコットランドのグリニャード島で行なった炭疽菌散布実験により、この島には人が住めなくなったという報告もあります。

これらは、直接的には、生物兵器の使用や開発に伴う被害ですが、その後何十年も病原体が脅威になっている点を考えれば、バイオハザードが潜在していたと言えます。

ところで、生物兵器の開発には、病原体を大量に培養・貯蔵することが必要です。とりわけ、兵器としての効果をねらって、毒力や感染性を高めた病原体を大量に扱います。当然のことですが、こうした施設では常に職員の感染事故が起きる可能性があります。さらに、こうした施設から、病原体が漏れ出す事

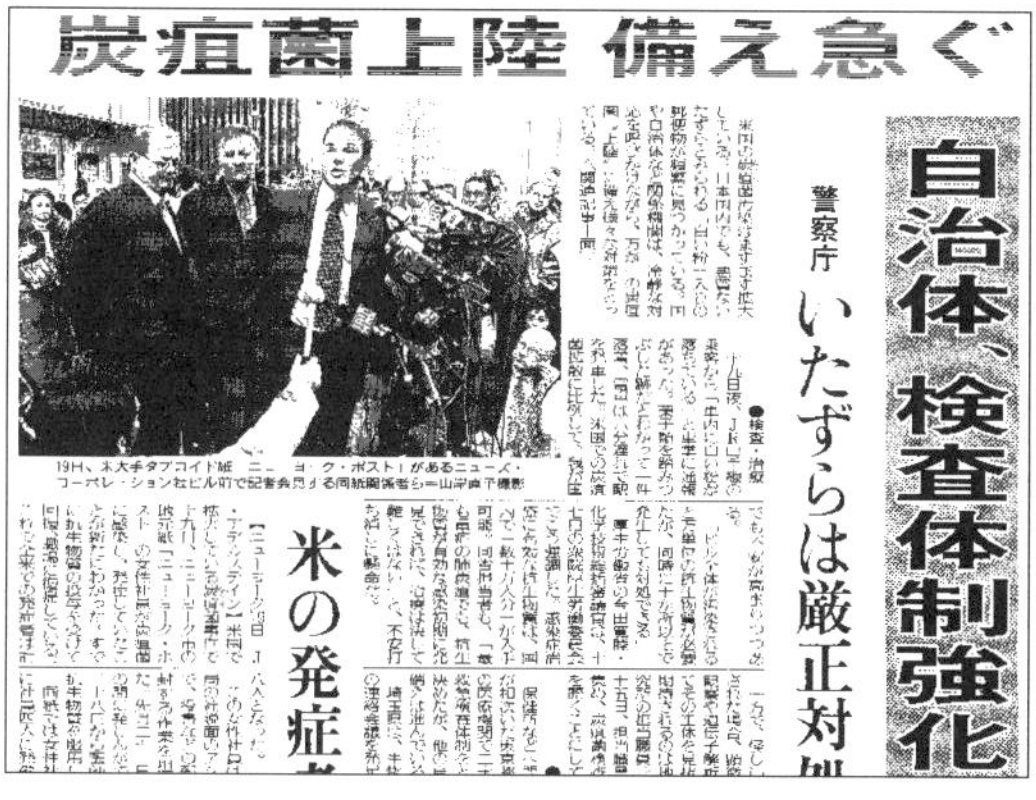
炭疽菌上陸 備え急ぐ
自治体、検査体制強化
警察庁 いたずらは厳正対

忍び寄るバイオテロ（読売新聞二〇〇一年十月二十日付）

故がおきれば、どうなるでしょうか。その好例が、旧ソビエトのスヴェルドロフスク市（現エカテリンブルグ市）での炭疽菌漏出事故でした（詳しくはQ８参照）。

とにかく、生物兵器の開発には、常にバイオハザードの危険が伴っている、と考えるべきです。生物兵器の開発・使用は非人道的で決して許されません。アメリカが防衛という名目で生物兵器禁止条約を批准（ひじゅん）していないことは、世界にとっての脅威ですが、先に挙げた事例を考えれば、アメリカは自国民をバイオハザードの脅威にさらしているとも言えるでしょう。

一方、バイオテロはどうでしょうか。バイオテロを行なう者も、病原体を培養する必要があります。ですから、仮に、アパートの一室のような場所で、病原体の培養を行なうとすれば、部屋から病原体が漏れ出し、周辺にバイオハザードをおこす可能性があります。

また、特定の個人・組織を狙うバイオテロ以外に、社会を混乱させるバイオテロとして、バイオ施設を直接攻撃するテロも考えられます。仮に、病原体を扱っている施設を爆破したりすれば、周辺に各種の病原体が撒き散らされ、周辺はパニック状態に陥るでしょう。だからと言って、こうした施設の所在地を

生物兵器禁止条約
生物兵器の開発、生産、貯蔵の禁止と保有する生物兵器の破棄を目的に、一九七五年に発効した条約。日本は一九七二年に署名し、一九八二年に批准した。二〇〇一年三月現在の締約国は一四三カ国。

秘密にしたり、警察などに警備させればよいとすることは民主社会では許されません。

バイオハザードを防ぐために、人家などからバイオ施設を離して立地させ、万が一バイオハザードが起きた場合に備えて、自治体や地域住民との日常的な連絡体制が十分とられていれば、結果的にバイオテロの防止につながります。

右に述べた観点だけでなく、「病原体をどのように管理するのか」という観点に立てば、バイオテロも生物兵器もバイオハザードも、密接なつながりを持っていることが分かります。

例えば、オウム真理教（現アーレフ）は、一九九三年、東京の亀戸で炭疽菌散布事件をおこしています。幸い悪臭程度の被害しか起きませんでしたが、強毒な炭疽菌であれば、大きな被害を起こした可能性もあります。政府はこうした教訓を十分生かさず、病原体をどのように管理するのかという議論さえ今なお行なっていません。

今は病原体の取り扱いについての法規制がないため、どこかから病原体の菌株を入手し培養し、バイオテロの準備をしても、そのことだけでは直接の取り締まりの対象にはなりません。病原体の菌株の譲渡についても、法規制はありません。このことは、地下鉄サリン事件以後、あっという間に「サリン特別措置法」が制定されたことと好対照をなしています。

なぜ、こうした法律を制定することができないかを考えてみますと、通常、病原体を扱っている人は、国公私立の大学・研究所やバイオテクノロジー企業等の研究者です。彼らの心情としては、できるだけ規制が少なく、自由に物事を進めたい、と考えていると思われます。「学問の自由」からすれば、この心情は一概に否定できるものではありません。しかしながら、事柄は国民の安全と健康に関わることです。こうした人たちでも、化学物質・放射性同位元素を扱うときには、法律で厳しく規制されています。いい加減な取り扱いをすれば、国民に被害が及ぶからです。病原体の取り扱いについても、法規制が必要なことは明白です。

とは言え、国家的な一元管理（いちげんかんり）ができたからといって、安心してよいわけではありません。また、一元管理が行き過ぎると、「国策」としての生物兵器開発につながる可能性も出てきます。防衛庁内に「生物兵器対処研究班」が設置され、国立感染症研究所の幹部もメンバーとして加わっている現状を見逃すわけには行きません（七三一部隊も「陸軍防疫給水部」という防衛組織の一機関を装った

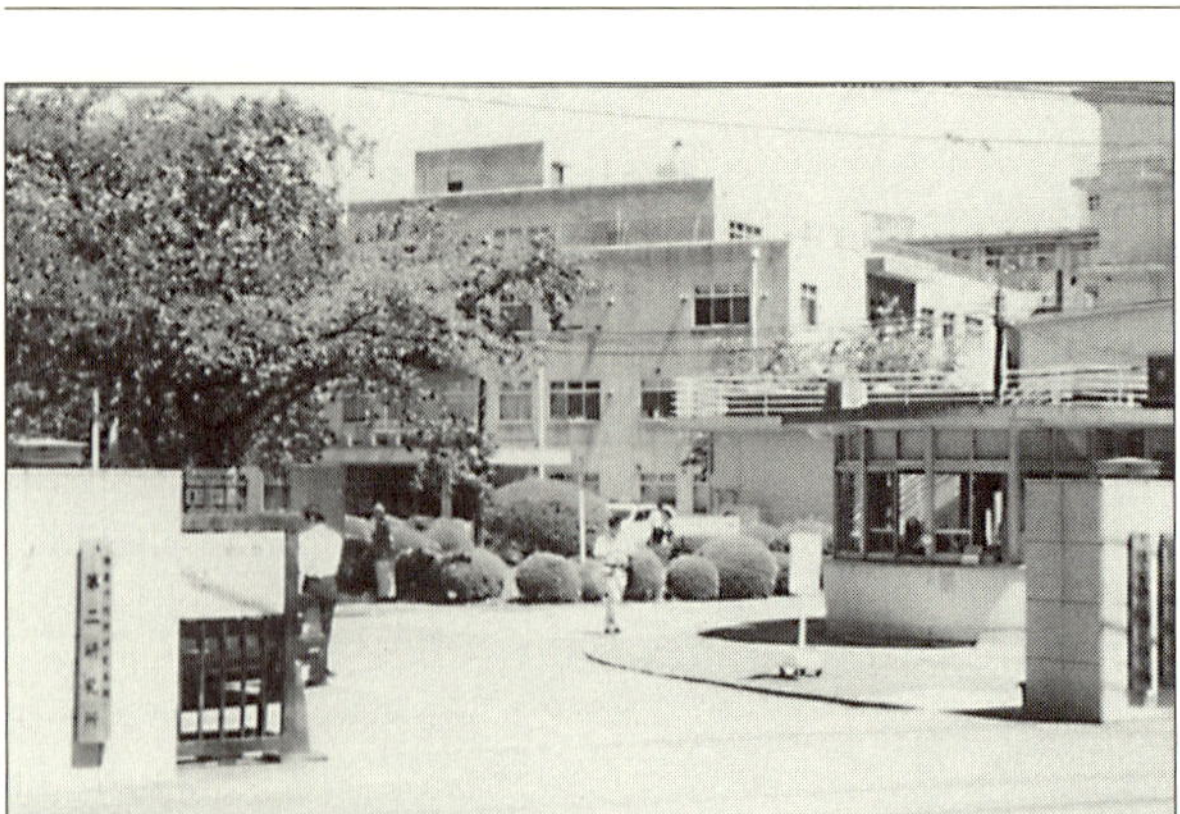

東京・世田谷の陸上自衛隊三宿駐屯地

自衛隊中央病院・衛生学校・防衛庁技術研究本部第二研究所がある。生物兵器「対処」の拠点の一つ。道路を隔てた向かい側には子供たちの声が響く世田谷プレイパークがある。

ものであったことを想起しましょう）。

バイオハザードを防ぐという観点から、私たちは、病原体がどこでどのように管理されているか、常に情報を入手し、監視していく体制を持つことが必要です。こうした市民監視システムが整えられてこそ、バイオテロや生物兵器開発を防ぐことができるのです。

コラム⑤

バイオテロ対策の基本は

バイオテロとは、ある集団または個人が特定または不特定の人や集団を殺戮する目的で病原体等を利用することです。バイオテロの恐さは、狙われた人や集団だけでなく感染拡大によって多くの不特定多数の人々が死の危険に曝されることにあります。最近の例では、二〇〇一年九月のニューヨークでの同時多発テロの後に、アメリカ各地で郵便物を利用した炭疽菌テロが発生し、数人がその犠牲者になりました。それ以前に日本でも一九九三年に「オウム真理教」集団が、失敗に終わりましたが、東京の亀戸で住民の大量無差別殺人を企図して炭疽菌を散布しました。彼らはボツリヌス菌やエボラウイルスの悪用も企てていたとのことです。

こうしたバイオテロを根絶するための方策を考えるためには、右の二つのバイオテロの発生の原因と背景を探ってみる必要があります。アメリカでバイオテロに使用された炭疽菌株は、米陸軍の生物兵器研究施設の保有するものと同一であることが分かりました。この施設はこの菌株を国内外のいくつかの研究所に供与しているので、同施設がテロに使われた炭疽菌の出所とは限りませんが、この施設を含めて病原体を扱っている研究所からこの炭疽菌が不正に持ち出された可能性は高いのです。他方、オウム教団により亀戸で散布された炭疽菌は、同教団の亀戸にある実験施設で培養されたものでしたが、これが可能だったのは、日本ではバイオ施設が誰にでもどこにでも無届・無許可で設置できるからです。オウム教団の炭疽菌の入手経路は未だに分かっていませんが、国外が入手先である可能性もあります。したがって、バイオテロ発生の温床となったのは、バイオ施設における病原体の管理の杜撰さとともに誰でも勝手にバイオ施設を設置できるという無法状態にあると言えます。

このようなバイオテロ発生の背景から考えると、バイオテロを根絶するためには、バイオテロに使用される可能性のある病原体の徹底した管理とバイオ施設設置について法的強制力のある規制が必要です。具体的には、第一に、研究施設からの病原体の不正な持ち出しと国外からの病原体の不正な持ち込みを防ぐために病原体の取扱いと管理を法律で定めること、第二に、バイオ施設の設置について、許可、査察、罰則を定めたバイオ施設規制法を制定することがバイオテロ防止対策の基本です。

コラム⑥

自衛隊の生物兵器対処研究について

防衛庁は二〇〇〇年度から核・生物・化学兵器に対処するための本格的な予算を組みました。生物兵器対処研究とは、他国からの生物兵器による攻撃に対処しうる防衛能力を高めるための研究をいいます。具体的には、(1)生物兵器として用いられる細菌・ウイルス等を検知する器材やマスク等の防護器材を開発し装備すること、(2)生物兵器として用いられた細菌・ウイルスの種類をつきとめ(これを「同定する」という)たり、予防策(例えばワクチンの開発・接種)を作るための研究施設の設置や傷病兵の診断・治療を行なう病室や検査室のある病院を設置することが挙げられています。

これに基づいて、自衛隊はすでに東京都世田谷区内の三宿駐屯地に医学実験隊を編成し、同隊に医学・特殊武器衛生研究科を設置しました。傷病兵の診断・治療のために同駐屯地内の自衛隊中央病院の改築が計画されています。また、東京都練馬区と埼玉県朝霞市、和光市、新座市にまたがる陸上自衛隊朝霞駐屯地内に核・生物・化学兵器への対処研究を進めるための研究本部を設置し、さらに同駐屯地内に新たに東部方面衛生隊を編成するとともに、野外病院隊を編成し、そのための病院として同駐屯地内の朝霞市に現存する建物が使用されることが決まっています。

このような自衛隊の生物兵器対処研究には様々な問題点があります。第一に、これは米国の世界的軍事戦略に組み込まれたものであり、将来の自衛隊海外派兵における生物戦を想定していると思われます。第二に、生物兵器対処のための研究は、生物兵器として用いられる可能性のある細菌・ウイルスの研究を含むので、それ自体が容易に生物兵器の開発研究に転化する可能性があります。この点で、第二次世界大戦中に生物兵器の開発研究を行なった旧七三一部隊に関与した医学者たちの無反省な思想的な流れを断ち切っていない国立感染症研究所(コラム⑧参照)が自衛隊の生物兵器対処研究に積極的に協力する態勢をとっていることは、憂慮すべき事態です。第三に、今回の自衛隊の生物兵器対処研究にはP3・P4レベルの研究所及び病棟の設置が必要であるとされており、計画ではそのような施設が住民との合意もなく住宅地内もしくは周辺に設置される見込みです。このような最もバイオハザードを引き起こしやすい施設を住宅地周辺地域に建設することは、周辺住民に脅威を与えるものです。

プロブレムQ&A

Ⅳ

バイオ施設規制はどうなっている?

Q17 わが国は病原体の取り扱いに関して無法状態にあるというのは本当ですか？

アメリカでバイオテロが発生しましたが、バイオ施設が病原体をきちんと管理しているのか心配です。わが国には病原体の管理を定めた法律はないのですか。

二〇〇一年に米国で起きた炭疽菌事件を契機に、日本国内でも炭疽菌や天然痘ウイルスなどによるテロが懸念（けねん）されています。そこで日本政府は一九八二年の生物兵器禁止法の一部を改正し、生物兵器を使用したり病原体をばら撒くことを処罰することとしました。しかし、その効果は疑わしいものがあります。なぜなら、わが国においては、病原体等の取り扱いと取り扱う施設についての登録、規制、査察、罰則等の法令はまったくなく、文字通り無法状態であるからです。

その証拠に一九九五年、地下鉄サリン事件を起こしたオウム真理教集団が炭疽菌・ボツリヌス菌を培養・散布するというバイオテロを企てたことも明らかになっていますが、オウムは何の規制も受けずにバイオ施設をつくり秘密裏に

生物兵器禁止法
一九七二年採択、一九七五年発効の生物兵器禁止条約に調印した日本政府は国会の批准を経て、一九八二年ようやく、国内法として生物兵器禁止法を制定した。

細菌培養などの準備を行なうことができました。進行中の裁判でも病原体の取り扱いやバイオ施設を設置したことでは何ら裁かれてはいません。このオウムの教訓から学ばず無法状態を放置した政府の怠慢が、バイオテロへの不安を一層増幅させたのです。

病原体の場合、放射性物質と異なり、検知することが容易でなく、ごく僅かに漏れても一定の条件下では幾何級数的に増殖する可能性があります。また、感染しても直ちに発病するとは限らず、発病した段階で直ちに原因を特定して適切に対処することは困難です。したがって病原体の取り扱いについては持ち出されたり漏洩しないよう厳重な管理が不可欠です。

しかし、わが国には病原体等を危険物として規制する考えは薄く、先に挙げた生物兵器禁止法以外に感染症予防法、食品衛生法、検疫法および狂犬病予防法がある程度です。

一九九八年に制定された感染症予防法は正式には「感染症の予防及び感染症の患者に対する医療に関する法律」と言いますが、新たな感染症の出現や、既知の感染症の再興などにより、感染症が新たな形で人類に脅威を与えていると して、「感染症の発生を予防し、及びその蔓延を防止する」ことを目的(第一条)

としています。しかし、「病院、診療所、老人福祉施設等の施設の開設者及び管理者は、当該施設において感染症が発生し、又は蔓延しないよう必要な措置を講じるよう努めなければならない。」（第五条二項）とするだけで、病原体の取り扱いについての法的・具体的な規制は何もありません。

では国内に一〇〇〇カ所以上あると言われるバイオ施設で病原体の取り扱いはどのように行なわれているのでしょうか。一研究機関の内部規程に過ぎない国立感染症研究所病原体等安全管理規程を参考にして、各事業者毎に自主的に取り扱い規程をつくり管理しているというのが実態です。国家機関による管理実態の把握は何一つ行なわれてはいません。政府も「病原体の取り扱いに関する法律を定める必要性等について検討してまいりたい」と答弁するだけで、この無法状態を黙って見過ごしています。

コラム⑦

研究費のバブル時代と研究者の道徳的退廃

今わが国は深刻な経済不況状態にあります。企業はリストラや首切りに汲々とし、完全失業率や中・高年者層の自殺率は戦後最高とまで言われています。一方で悪徳政治家や腐敗官僚（ふはいかんりょう）の横行・跋扈（ばっこ）は著しく、人々の憤りを買うニュースが続いています。

では研究者の世界はどうなっているでしょうか。現今の理系（医学分野をふくむ）研究者の状態について見てみましょう。今日彼らのほとんどすべては身分上、民間企業か独立行政法人か官公庁かに雇われています。彼らは、本人が自覚しているか否かは別にして、サラリーマン研究者として、つまり彼らの研究能力を雇用主に売り、その対価としてサラリーを貰い自らの生活を成り立たせています。この研究者と雇用主との関係は、一般のサラリーマンと雇用主との関係と同じです。そして、研究者とは言いながら、雇用主の不正な意向や間違った経営方針に反対したり批判したりすることはほとんどできない状態にあります。

もちろん、少数の勇気ある良心的研究者が雇用主や上司の理不尽（りふじん）や不正を批判・告発し、真に人々のためになる研究活動を進めることに苦心し努力しているのも事実です。したがって、この少数の良心的研究者を市民の立場から支援することは、今後の人類の健康・福祉や地球環境保全にとって、極めて大事なことと言えます。

ところで近年、民間企業の研究所でも国・公立の研究所や大学でも、「科学技術立国」という国策の流れのなかで、かつては乏しいのが当たり前であった研究費が加速度的に増額され、今では研究費のバブル時代を語る人さえいるようになりました。一昔前に比べて、一桁増えているというのが常識であるようです。以前、生物系の研究者が得る研究費はせいぜい一〇万円単位か一〇〇万円単位の額が普通でしたが、今では一〇〇〇万円単位の額となり、時に億円単位にさえなるということを得々と語る人もいます。そして、研究費をたくさん確保すればするだけ必然的にその研究者の社会的地位も高まるというわけです。

それにともなって、甚だ残念なことですが、研究者相互間での研究費の獲得合戦や、地位・権力を巡る争いなども、時に華々しく時に陰湿極まりなく起きています。甚だしい場合には、特殊法人の某研究所で相次いで発生した研究者同士の殺人事件や毒殺未遂事件などの例のような極端に退廃した状況も見られます。
また、剽窃（盗みとる）や捏造（でっち上げる）までして多数の論文を発表し、研究成果の売り込みに狂奔するといった堕落現象も少なからず発生します（この種の事件は新聞その他のマスコミでも報じられていますので、注意深い読者はご存じでしょう）。さらに、たった数回使っただけで後は放置されたままになっている超高額の分析・測定器械や使い切れないほどたくさん買い込んだ高額の試薬類など、当の研究者が転任したりすれば完全に無駄になってしまうような状況も見られます。これらのこと総ては、今日のサラリーマン研究者たちの〝他者より少しでも多くの研究費を手に入れ、少しでも優位なポストに就きたい〟という痛ましい願望の悲しい現われだと言っては果たして言い過ぎでしょうか。

研究者に対して憧憬や信頼を持っておられる読者に幻滅を与えるようなことを書きましたが、現実の科学技術は上のような状況の中で進んでいるのです。そして、良心的な反骨精神の強い研究者の批判と抵抗がなければ、ますますとんでもない方向に進むことでしょう。市民の皆さんは、納税者の眼でバブル研究費の使われ方を監視し、平和と安全・健康と福祉に役立つ科学技術の必要を強く求めて行くべきです。

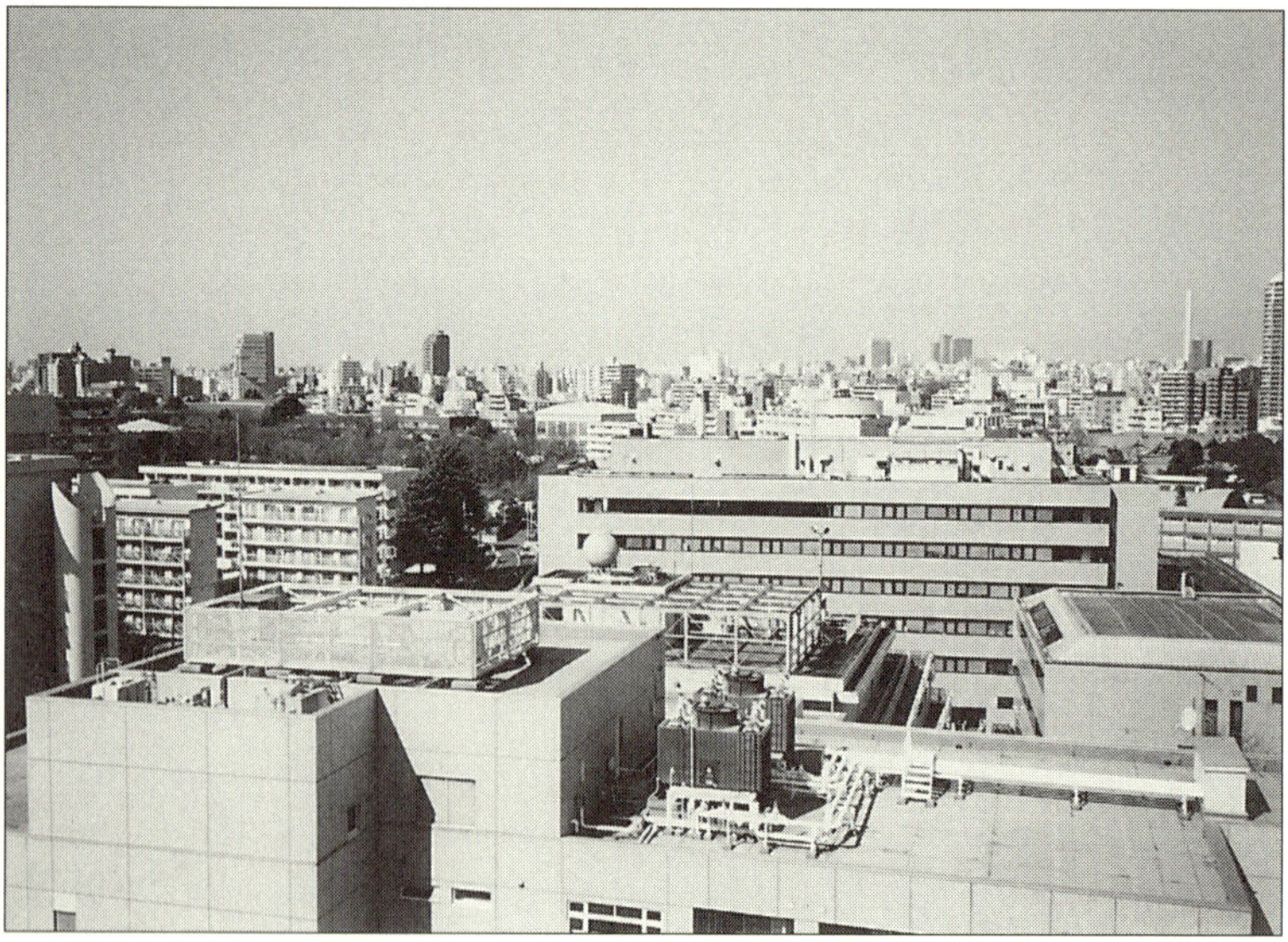

Q18 「国立感染症研究所病原体等安全管理規程」は安全の保障となりますか？

日本には国の定めた病原体安全管理規定がないのですが、全国のバイオ施設は国立感染研の規程を遵守しているから大丈夫だと言います。本当に心配ないですか。

「国立感染症研究所病原体等安全管理規程」（以下、感染研規程）は、文字通り国立感染症研究所（感染研）が独自に定めた安全基準です。ではなぜこの規程を取り上げるかと言いますと、この規程が多くのバイオ施設でお手本とされ、実質的な国内規範のような扱いを受けているからです。本来、WHOの基準にそったような国内での統一的基準が必要ですが、そうした基準作りを行なわず、感染研規程を参考にしていることの不備を、ここではっきり指摘しておきたいと思います。

一体この感染研規程は、バイオハザードを防止する上で十分なものなのでしょうか。内容を詳しく吟味する必要があります。

感染研は一貫して「病原体が漏れることはない」という立場ですから、当然、この規程にも周辺環境との関係についての記述はほとんどありません。あくまでも、所内の安全を保つための基準という性格を持っています。
また、感染研規程が多くのバイオ施設で参照されている大きな理由に、この規程の約半分の分量を占める「病原体の危険度分類」が挙げられます。Q5で述べたように、バイオ施設の安全対策は、病原体の〝危険度〟によって、四段階に分かれていますので、病原体の危険度をどうみるか、という点は安全対策の出発点、と言えるでしょう。
感染研の危険度分類は次のような記述になっています。

レベル1：個体及び地域社会に対する低危険度
レベル2：個体に対する中等度危険度、地域社会に対する軽微な危険度
レベル3：個体に対する高い危険度、地域社会に対する低危険度
レベル4：個体及び地域社会に対する高い危険度
（なお、個体というのは一人のヒトおよび一匹の動物を意味する。）

レベル2と3を分ける条件のひとつは、有効な治療法・予防法があるか否か

国立感染症研究所による病原体のバイオセーフティレベルの分類基準と分類されている病原体のいくつかの実例（注）

危険度レベル	個体、地域社会に対する危険度	分類の基準	ウイルス及びクラミジア、リケッチア	マイコプラズマ及び細菌
レベル—1	個体→低 地域社会→低	ヒトに疾病を起し、或は動物に獣医学的に重要な疾患を起こす可能性のないもの。	痘瘡ワクチンウイルスを除く弱毒生ワクチンウイルス	今までのところヒトから分離されたことがない種類
レベル—2	個体→中 地域社会→軽微	ヒトあるいは動物に病原性を有するが、実験室職員、地域社会、家畜、環境等に対し、重大な災害にならないもの、実験室内で曝露されると重篤な感染を起こす可能性はあるが、有効な治療法、予防法があり、伝播の可能性は低いもの。	アデノウイルス（全型） クロイツフェルトヤコブ病病原体（プリオン） 肝炎ウイルス（A、B、C、D、E、G） サイトメガロウイルス、日本脳炎ウイルス インフルエンザウイルス（A、B、C型） 麻疹（ハシカ）ウイルス おたふくかぜウイルス、水痘ウイルス サルエイズウイルス、	セレウス菌（毒素原性株）、気管支敗血症菌 百日咳菌、カンピロバクター、ウェルシュ菌、破傷風菌、ジフテリア菌 大腸菌（K12株、B株並びにその誘導体を除く）、肺炎桿菌 レジオネラ（全菌種、レジオネラ類似菌も含む） らい菌、淋菌、骨膜炎菌、緑濃菌、 サルモネラ（レベル3以外全て） 黄色ブドウ球菌、肺炎レンサ球菌 化膿レンサ球菌、梅毒トレポネマ コレラ菌
レベル—3	個体→高 地域社会→低	ヒトに感染すると重篤な疾病を起こすが、他の個体への伝播の可能性は低いもの。	ハンターンウイルス、ヘルペスBウイルス ヒトエイズウイルス（HIV1,2） 狂犬病ウイルス（街上株） ウエストナイル熱ウイルス 黄熱病ウイルス、Q熱リケッチア ツツガ虫病リケッチア	炭疽菌 ブルセラ（全菌種） 結核菌 チフス菌 パラチフスA菌 ペスト菌
レベル—4	個体→高 地域社会→高	ヒト又は動物に重篤な疾病を起こし、羅患（りかん）者より他の個体への伝播が、直接又は間接に起こり易いもの。	クリミアコンゴ出血熱ウイルス エボラウイルス、ラッサウイルス マールブルグウイルス 天然痘ウイルス	

（注）
1.“危険度”という用語の方が分かり易い。わざわざ“バイオセーフティ”と変えて使っているところに、感染研のごまかし体質を感じさせられる。
2. 病原体名は、感染研規程の原表では学名で記されているのをここでは通俗名に変えて表示した。

とされていますが、これは厳密に検討すれば大変不明確な基準です。たとえばレベル2にされているクロイツフェルトヤコブ病病原（プリオン）に対しては治療法も予防法も確立されていません。レベル4は、まだ病原体の性格が十分に解明されておらず、強い感染性を持つ病原体で、よく知られたものでは、エボラウイルスがあります。

個体に対する危険度は前記の記述は妥当ですが、注目していただきたいのは、地域社会に対する危険度の記述です。これらの記述は、英語の日本語訳ですが、非科学的な記述と言わざるをえません。「低」（low）と「軽微」（limited）ではどちらが危険性が高いように聞こえるでしょうか。また、レベル1に分類されている病原体は、ワクチン株レベルのものですので、レベル3に分類されているペストやエイズウイルスが、レベル1の病原体と同じく「低」危険度とは言えないでしょう。「言葉のあや」のように思われるかもしれませんが、ことは安全性に関わる〝思想〟です。ここに端的に地域社会への影響を軽視している姿勢が読み取れます。

こうした基準で病原体を分類しているわけですが、一九九七年に感染研を査察したコリンズ博士、ケネディー博士は、ヨーロッパの基準に比べて感染研では一四種類の病原体が一段階低く分類されていることを指摘しています（下表参照）。

では、感染研規程で所内の安全を十分に保つことができるかをみてみましょう。まず、この規程は、安全対策の「マニュアル」のようなものではないことが分かります。冊子自体が驚くほど薄く、「安全対策のための組織をどう作るか」に記述の多くを費やしています。一章から六章まであり、各章の題目は次の通りです。

一章　総則、二章　安全管理体制、三章　安全管理基準、四章　健康管理、五章　雑則、六章　罰則。

これらの記述を読み進めますと、別に定める規則・規程がとても多いことに気付きます。例えば、一章　総則には、次のような記述があります。

第二条第一項第八号　「病原体等管理区域安全運営規則」（以下、「運営規則」という。）とは、前号の管理区域の安全性を確保するため、国立感染症研究所長が別に定める規則をいう。

ウイルスを扱うにあたってのバイオセーフティのレベル
日本とヨーロッパにおける相違の比較

ウイルス名	日本（感染研）	ヨーロッパ（WHO、イギリス保健安全局、EC）
クロイツフェルト・ヤコブ病の病原	2	3
デング	2	3
東部ウマ脳炎	2	3
ヒトT細胞白血病 1.2	2	3
日本脳炎	2	3
リンパ球性脈絡髄膜炎	2	3
サル痘	2	3
マレー渓谷脳炎	2	3
オニオニオン	2	3
セムリキ森林熱	2	3
SIV（サル免疫不全症）	2	3
セントルイス脳炎	2	3
西部ウマ脳炎	2	3
ウェストナイル熱	2	3

出典：『感染研の国際査察（2）』クリストファー・H・コリンズ、デービッド・A・ケネディー著／芝田進午・本庄重男訳、技術と人間、1997年7月号、95頁より

第三条第三項　職員等は感染研医学研究倫理審査委員会規程、厚生省戸山研究庁舎放射線障害予防規程及び感染研実験動物管理運営規程並びに感染研組み換えＤＮＡ実験実施規則等関連規則を遵守（じゅんしゅ）しなければならない。

そこで第二条にあります、「運営規則」（計八頁）を読んでみますと、次のような記述にぶつかります。

（火災時の処置）

第三〇条　管理区域内で火災が発生した場合は、次の各号に掲げる処置をとらなければならない。

(1)　指定実験室で火災が発生した場合は、直ちに実験操作指針に基づき、病原体等を処置するとともに、備え付けの消火器で消化にあたる。消化不能のときは、直ちに脱出し、指定実験室のドアの閉鎖を確認する。

（以下、略）

ここでも、「実験操作指針」という、別立てのものが存在することが分かります。各々の規則・規程・指針等は、それなりに具体的な記述になっていて、安全対策がとられていることがうかがえます。しかしながら、こうした細目がばらばらに存在していることは、総合的な安全対策という観点からは疑問に思います。しかも、最も問題なのは、これらの細目が各職員に周知徹底されているわけではなく、成文化したものは管理部門が持っているだけのようです。ですから、安全対策の周知徹底・教育という点でも、こうした細目の規程冊子がばらばらに存在していることは、大変不都合だと言えるでしょう。本来は、各職員が常備し、疑問があったときにすぐさま自己点検できるような方策をとることが望ましいはずです。

このように、複雑で分散した仕組みになっているのが、この感染研規程です。ともあれ、こうした規程を制定したうえで次に重要なのは、どのようにそれらが守られ実施され、点検されているかです。感染研ではバイオセーフティ委員会・病原体等取扱安全監視委員会・バイオセーフティ管理室を設けて安全対策をとっていますが、いずれも所内組織で外部監査などは行なわれていません。より厳しい安全対策を実施するためには、各職員への安全対策の周知徹底と外部監査がぜひ必要です。

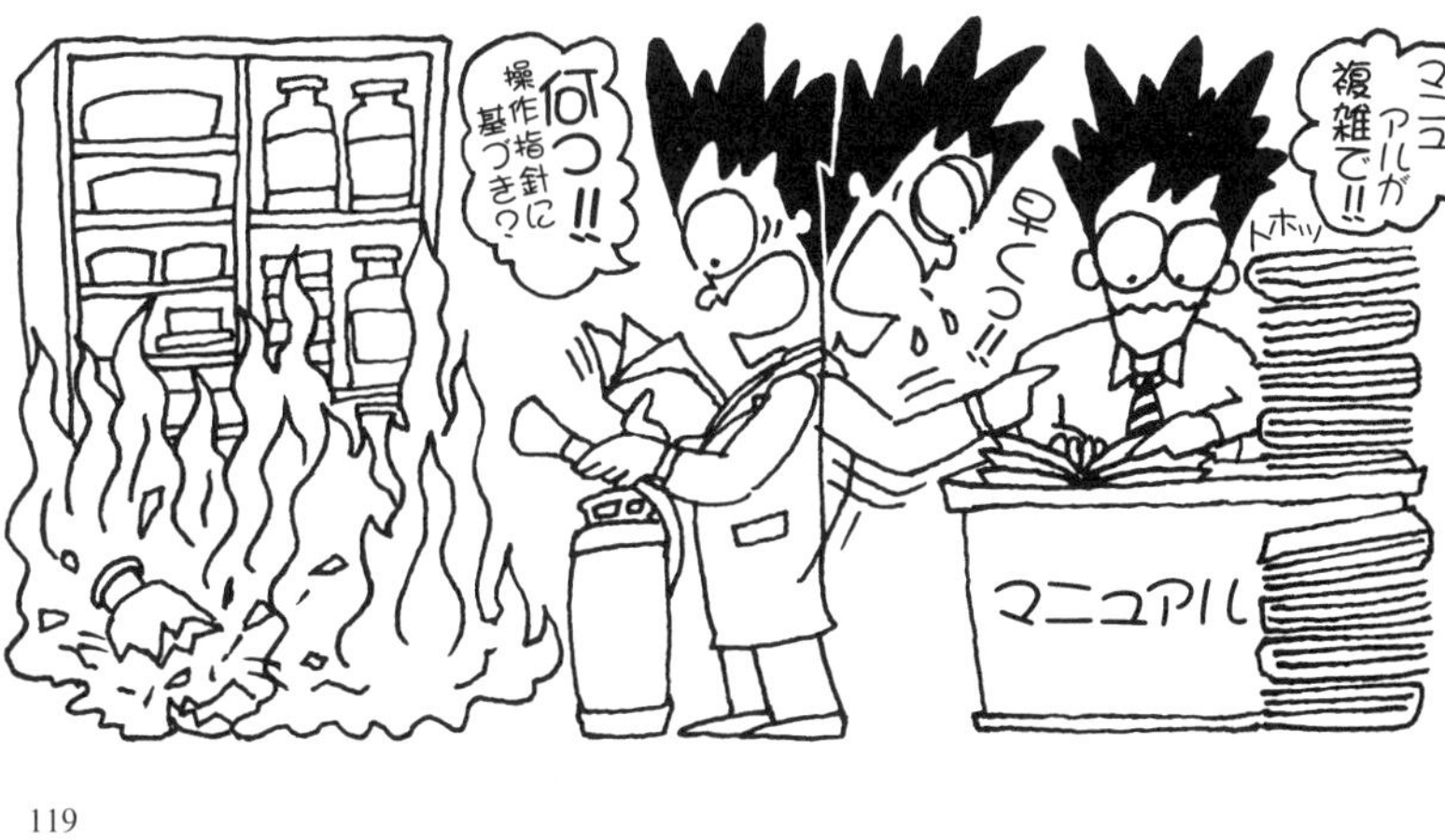
マニュアルが複雑で!!
トホッ
早くっ!!
何っ!!
操作指針に基づき?
マニュアル

コラム⑧

七三一部隊と国立感染症研究所

七三一部隊というのは、旧日本陸軍が天皇の命令により満州国（現在の中国東北地方）駐留の関東軍の配下に置いた細菌兵器開発と細菌戦の企画・遂行を目的とした部隊です。その主な隊員は病理学・細菌学・衛生学・生理学・昆虫学など基礎医学関連分野の研究者でした。部隊長の陸軍中将石井四郎（京大出身）は、国策への協力と豊富な研究費を餌に京大や東大をはじめ各地の大学の医学部関係者から多くの人材を集めました。

七三一部隊を世界的に悪名高いものにした第一点は、何千人もの中国人・朝鮮人・ロシア人を細菌兵器の効力テストや各種の軍陣医学的研究と称する人体実験に使って虐殺したことです。

第二は、戦後に石井ら部隊幹部が戦争犯罪の訴追を免れるために、厖大な量の実験データを米国政府機関に渡して免罪され、その後は自らの戦争責任を反省することもなく医学界や薬業界で高い地位を得たことです。その例は、生体解剖の名人と言われた病理学者岡本耕造（元京大医学部長）、残酷・非道な凍傷人体実験をした生理学者吉村寿人（元京都府立医大学長）、また、米国側との取り引きの黒幕であった内藤良一（元ミドリ十字株式会社社長）等々、数え上げれば限りがありません。

国立感染症研究所（旧名：予防衛生研究所、予研）は、戦後に占領軍最高司令部の指令で東大伝染病研究所（伝研）の組織の半分が分離され、ワクチン類の国家検定実施を名目に厚生省所属となった研究所です。

この分離に際して、七三一部隊やその背後にあった陸軍軍医学校と密な関係のあった伝研の教授や技術者多数が予研へ移籍しました。ですから、創立後の長い間、予研の歴代幹部職員の多くは、七三一部隊と何らかの関係をもっていた人達により占められていました。その他の中堅・下級職員にも七三一部隊関係者がいて、実質的業務を担っていたことも事実です。このように人事面でみて確かに過去の予研は七三一部隊と関係がありました。

とは言え、年月とともに七三一部隊関係者は去り、今や人事面では七三一部隊と直接関係のあった職員は皆無で、七三一部隊のことなどほとんど何も知らない職員により構成されている研究所となっています。

人事面はともかく、開所以来今日までの予研／感染研五十有余年の歴史を市民の立場で顧みると、戦慄・嫌悪すべき負の遺産が存在し続けていることに気付きます。それらの存在は、七三一部隊の歴史を深く反省すること無く戦後を過ごしてきたわが国医学界全般の思想・行動の反映であり、同時に、視野の狭い業績主義的な昨今の研究者たちが自らの先輩たちの残した負の歴史に無自覚・無反省であることの現われです。

たとえば、戦後も行なわれた人体実験に類する調査研究をいくつも組織したこと、日本駐留米軍四〇六部隊（生物・化学兵器研究開発を任務とする）と研究費確保の名目で共同したこと、インフルエンザワクチンの副作用被害を軽視する厚生行政に加担したこと、エイズウイルス汚染血液製剤を検定基準に従った国家検定で合格にしたまでのことだとして血友病患者に多数のエイズ感染者が発生したことへの道義的結果責任を認めないこと、さらには人口密集地での病原体実験施設の存在に反対する市民の人権意識を研究者の特権意識で否認・無視して新宿区内の現在地（旧陸軍軍医学校跡地）に所在し続けていること等々、過去および現在の予研／感染研の態度には七三一部隊の思想・行動の原型が染み付いていると言わざるを得ません。

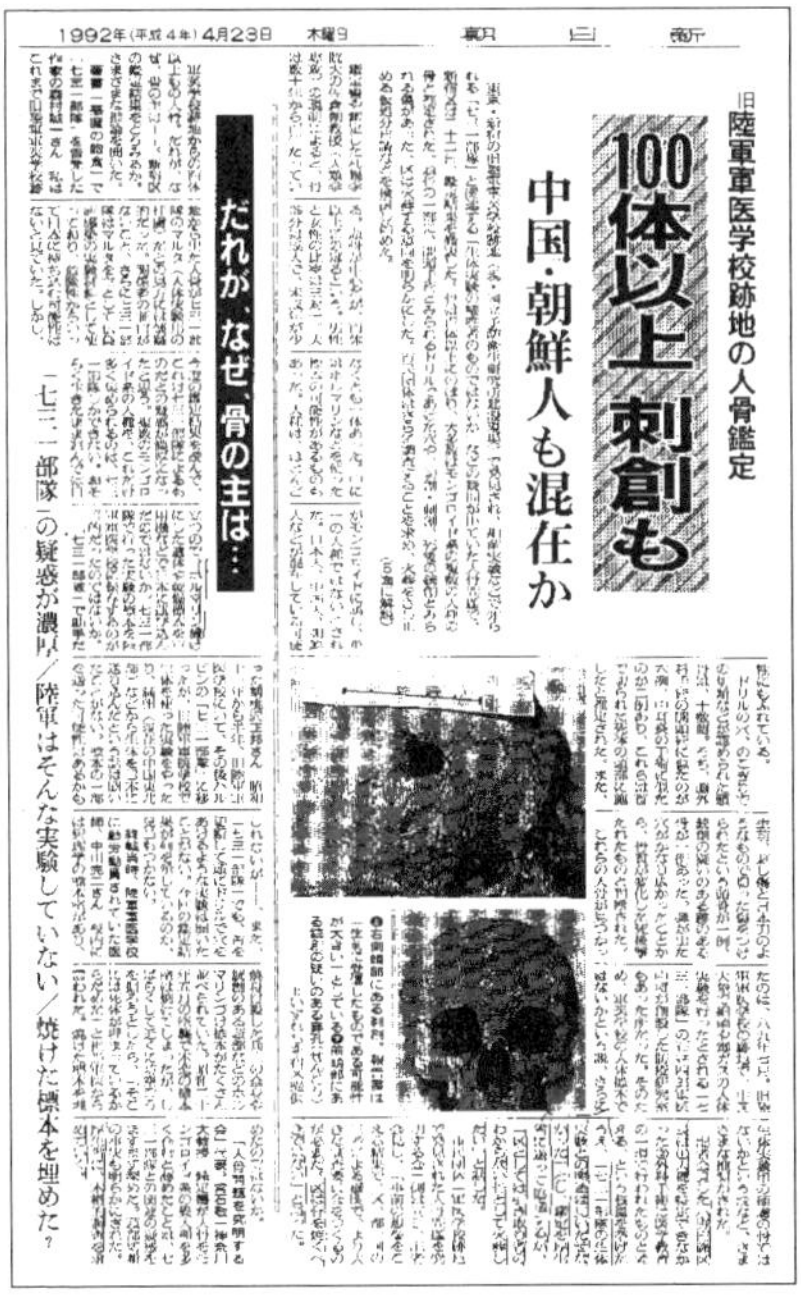

1992年（平成4年）4月23日 木曜日 朝日新聞

旧陸軍軍医学校跡地の人骨鑑定

100体以上 刺創も

中国・朝鮮人も混在か

だれが、なぜ、骨の主は…

「七三一部隊」の疑惑が濃厚／陸軍はそんな実験していない／焼けた標本を埋めた？

予研建設中に発見された七三一部隊関連の人骨事件を報じる新聞（『朝日新聞』一九九二年四月二十一日付）

Q19 「組換えDNA実験指針」は安全の保障となるのでしょうか？

全国のバイオ施設で実施されている遺伝子組み換え実験は、国の「指針」で安全規定が定められているから大丈夫だと言いますが、本当なのでしょうか？

そもそも「指針(ししん)」は助言的性格のもので、遵守(じゅんしゅ)することを義務付けるものではなく、違反や不履行(ふりこう)に対する罰則もありません。政府は各研究機関の自主的な姿勢に期待するだけです。

また、たとえ遵守しても、安全が一〇〇％保障されるわけではありません。従って、この指針だけでは安全の保障にはなり得ません。

遺伝子組み換え実験は、自然界ではほとんどおこることのない種の壁を越えて遺伝子を導入することから、生態系や人々の健康に対する組み換え産物の未知の危険性が指摘されてきました。

研究者によるその最初の指摘は、一九七三年になされました。アカゲザルから分離された発ガン性ウイルス、ＳＶ四〇の遺伝子を大腸菌ゲノムへ組み込む実験が企てられたときです。つまり、組み込まれた大腸菌がヒトの腸内に定着すると癌を発生させる危険が考えられることが警告され、遺伝子組み換え実験の一時停止が呼びかけられたのです。

その呼びかけに応じ、七五年、米国カリフォルニア州アシロマで世界中から研究者が集まりこの危険をどう防止するかを話し合いました。そして、遺伝子組み換え実験が社会的・法的に規制される前に、先手を打って「研究の自由」を確保しつつ研究者による自主規制を基本として実験をすすめることが合意されました。

そして、その合意を基に、翌七六年、米国のＮＩＨ（国立衛生研究所）は「組み換えＤＮＡ実験指針」を制定しました。それは組み換え微生物の漏出を「物理的封じ込め」と「生物的封じ込め」との二つの柱により防ぐこととし、それを事業者や実験者が自主的に守ることとしました。

指針には届け出義務や政府機関による審査・査察・罰則などは定められず、その点で単なる道徳的規定に過ぎません。なお、ＮＩＨ指針作成のために「組み換えＤＮＡ諮問委員会」が設置されましたが、委員一二名の内一一名が遺伝子組み換え実験の推進者でした。

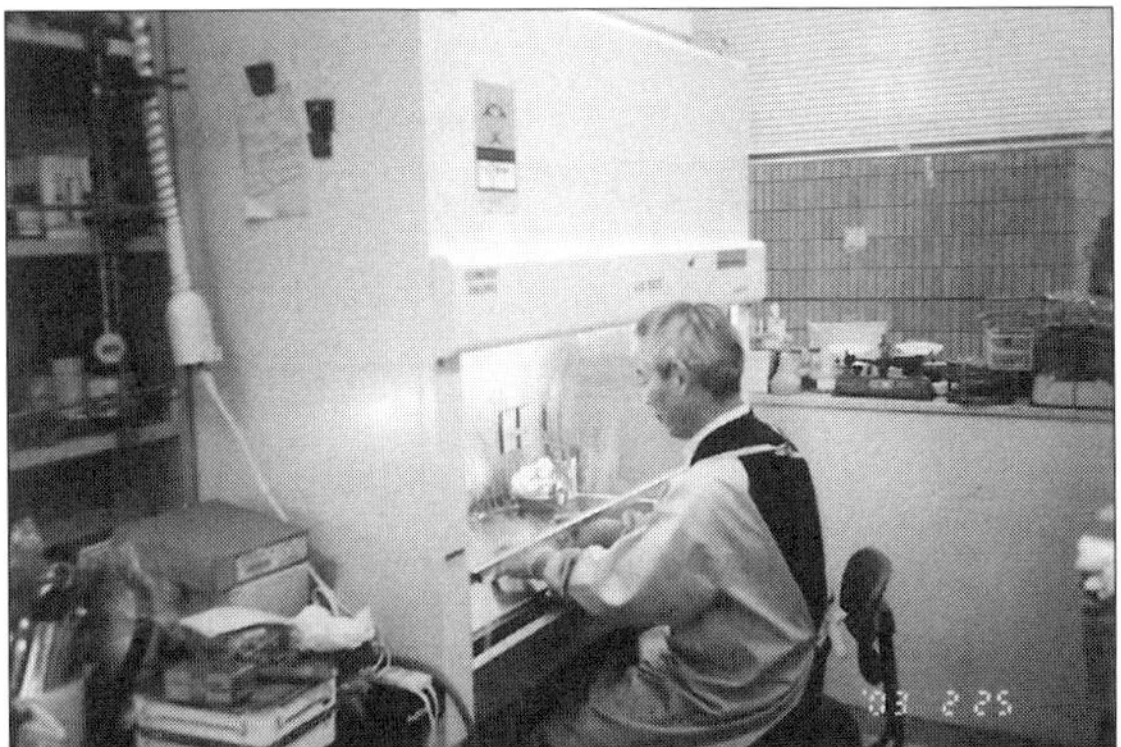

安全キャビネット

日本ではＮＩＨの指針を踏襲し、七九年に「組み換えＤＮＡ実験指針」が制定されました。その後、事業者から事故発生の報告がないことを根拠に、実験の安全性に関する心配はなくなったとして指針内容が緩和されてきました。

指針には、「指針の目的」が、組み換えＤＮＡ実験を推進するための安全確保の「基本条件」を示すことであると規定されており、国策としてのバイオテクノロジー推進の巨大なうねりの中、推進機関である文部科学省が安全対策をも管轄する構図となっています。

こうした構図は九九年九月の東海村臨界事故を思い出させるものです（放射性物質の安全管理が、放射線の利用や産業技術の推進政策官庁である科学技術庁（旧）によっておこなわれている構図の中で発生した事故）。

実際、各事業者が文部科学省に提出した自主報告書をみると、未記入・誤記が多く、文部科学省も内容のチェックをまともに行なっていないことがわかります。

「指針」では、遺伝子組み換え体を取り扱う場合、「物理的封じ込め」と「生物的封じ込め」の二つを安全確保の柱と位置づけています。

「物理的封じ込め」とは、実験施設や設備などに汚染対策、漏出対策を行な

東海村臨界事故
一九九九年九月茨城県東海村の核燃料加工会社ＪＣＯ東海事業所で起きた臨界事故で、濃縮ウラン加工作業に従事していた作業員二名が死亡し、住民ら六六七人が被曝した。

安全キャビネットと気流バランス
作業空間より、作業者側への空気が流出しない構造のもので、性能・構造によりクラスⅠ、Ⅱ、Ⅲに分類される。
作業空間にＨＥＰＡフィルターでろ過した清浄空気を供給するクラスⅡが、広く使用されている。クラスⅡについては、国内では（社）日本

って実験者が汚染したり組み換え体が外部に漏出したりするのを防ぐことです。四段階の「封じ込め」レベル（高い方から順にP4、P3、P2、P1）に応じて、実験室の設計、封じ込め設備（安全キャビネットなど）、実験実施法などが規定されています（二一七頁の表。巻末資料⑤参照）。

このうち「安全キャビネット」は物理的封じ込めの柱となる設備ですが、この性能を左右する要素として①キャビネットの密閉度、②ヘパフィルター（↓Q7）の性能、③前面開口部の気流バランス、④地震などの災害時対策、の四点があります。しかし、肝腎のヘパフィルターが病原体を一〇〇％捕捉するものではないことはQ7で触れたとおりですし、キャビネット内の汚染空気が実験室内に侵入するのを防止するための前面開口部の気流バランスも、実験操作などの人の動きにより微妙に影響されます。地震時の耐震に関する規定などありませんから大地震動による転倒、破損も当然あり得ますし、火災や停電によって排気ファンが停止すれば気流バランスは瞬時に崩れます。

また、廃水処理については、P4では過熱滅菌や消毒を規定していますが、P3以下では規定はなく、滅菌あるいは消毒せずに外部に放流することができます。その点で一定の漏洩を前提としたものであり、「封じ込め」という言葉

空気清浄協会の規格がある。

流入気流と下降気流が開口部でぶつかるため、作業者などの動きにより、気流バランスが崩れる可能性も指摘されている。

安全キャビネット（クラスII）

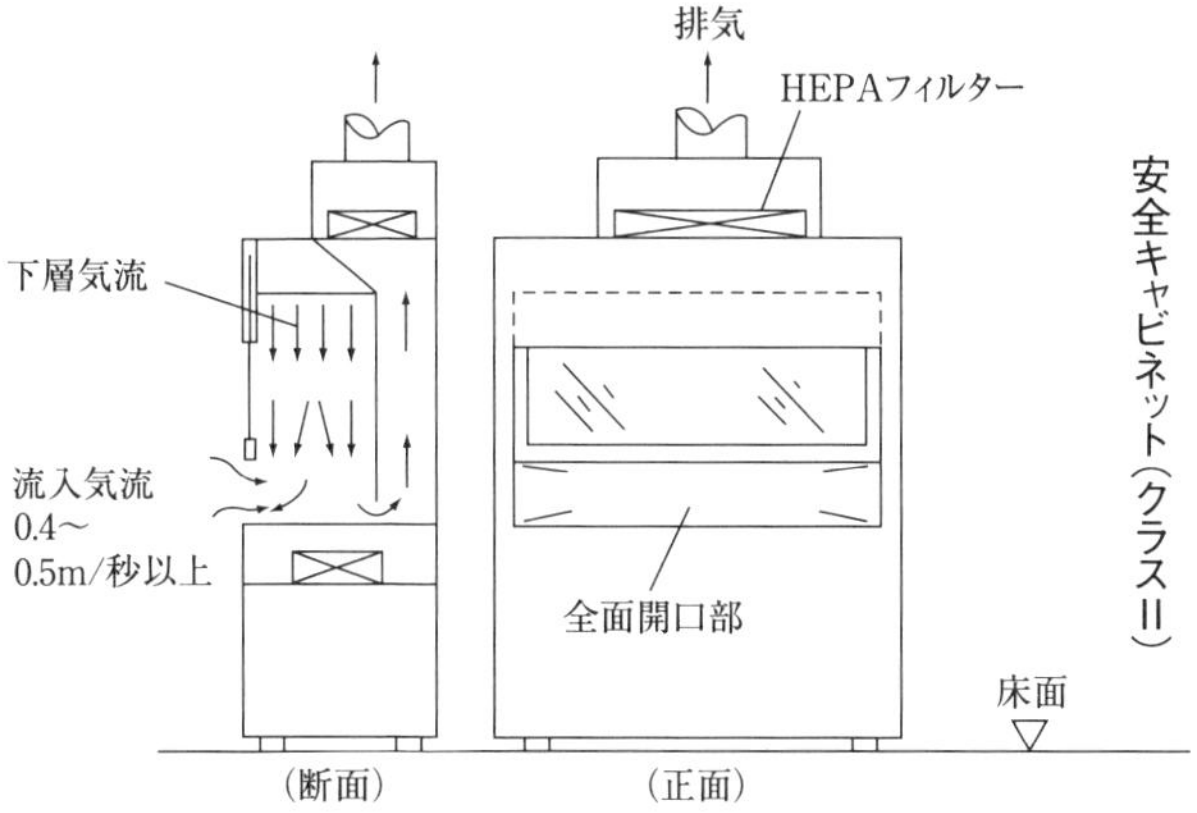

を使用するのは不適切だと言えます。

「生物的封じ込め」とは、外の環境では生存が困難な宿主と、特定の細胞にしか移行しないベクターを用いることにより、組み換え体の実験室外での生存・増殖・拡散を防止することです。

しかし、宿主細胞として最も頻繁に使われてきた大腸菌K一二株が、実験室から下水道に流れ出た場合、かなりの期間休眠状態で生きており、その間に多剤耐性遺伝子（たざいたいせいいでんし）を受け入れたりしながら、やがて再活性化するというデータが最近発表されています。つまり、生物的封じ込めの概念が、今や完全には成り立たないことが示された訳です。

このように物理的封じ込めや生物的封じ込めの手法は不完全なものであり、たとえ一〇〇％遵守していても安全を保障するものではありません。

欧米諸国では、この指針では何ら安全の保障にはならないという市民運動の抗議を受けて、遺伝子組み換え研究について法による規制が強化されつつあります（→Q22）。WHOもバイオ施設の立地に対する配慮、環境影響評価の実施、政府機関によるバイオ施設の厳密な管理を提言しています（→Q20・21）。

わが国でも法規制の実施が早急に求められます。

P1～P4レベル（組み換えのDNA実験指針）実験室設備レベル概要と国立感染研病原体等安全管理規程との比較

文部科学省組み換えDNA実験指針			国立感染研病原体等安全管理規程	
レベル	設備概念図	漏出対策のポイント	レベル	漏出対策のポイント
P1	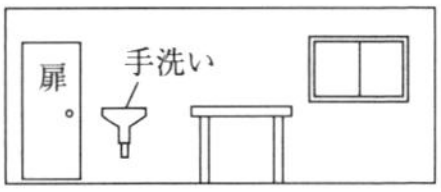	①実験中は窓や扉を閉める ②組み換え体等廃棄物の滅菌 ③昆虫・げっ歯類の防除 ④実験台は実験終了後など消毒 ⑤退室時などの手洗い	レベル1	特別の隔離や一般外来者の立入り禁止措置は不要
P2	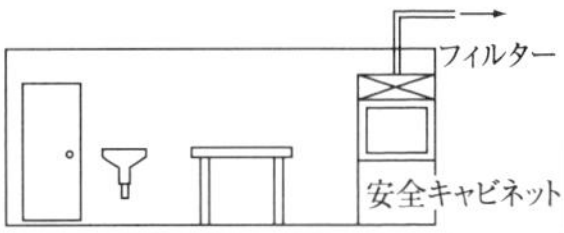	①入室者の制限 ②安全キャビネット使用 （性能試験は必要に応じ実施） ③オートクレーブ（高圧滅菌器）を建物内設置	レベル2	①実験中は扉を閉め、一般外来者の立入り禁止 ②安全キャビネット使用
P3	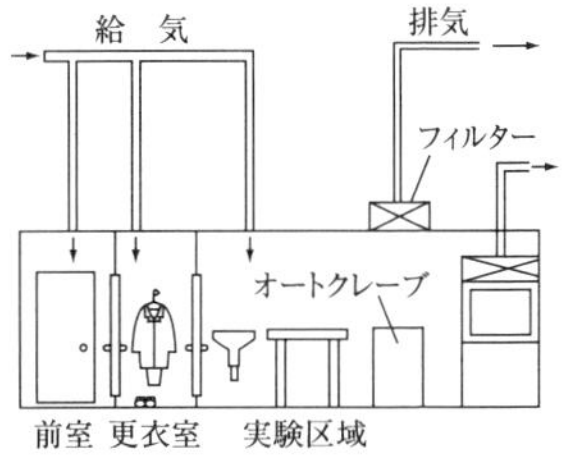	①前室を設け、エアロック（扉が同時に開かない）室などとし、更衣室を備える ②安全キャビネットは定期的に年1回以上性能検査（HEPAフィルターなど）を実施 ③実験室からの排気はHEPAフィルター等でろ過する ④室内の空気の流れは前室から実験区域に流れるようにする ⑤床、壁、天井の表面は容易に洗浄や燻蒸が可能な仕様 ⑥オートクレーブは実験区域内に設置	レベル3	①名簿記載者以外、立入り禁止 ②廊下の立入り制限、二重ドアなど外部と隔離された実験室使用 ③安全キャビネット使用 ④実験室からの排気は高性能フィルターで除菌して大気放出 ⑤常に外部から実験室内に空気の流入が行われるようにする ⑥壁、床、天井、作業台等の表面は洗浄又は消毒可能な仕様
P4	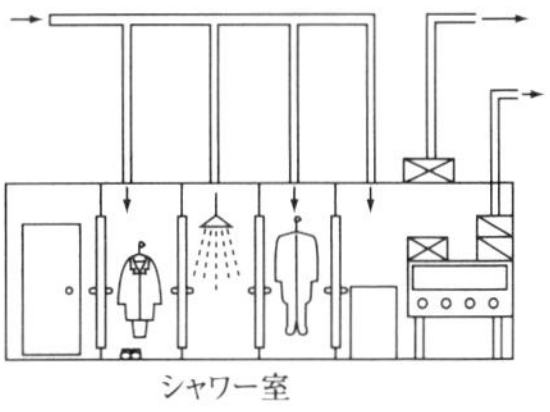	①専用の建物又は他と明確に区画された実験区域とする ②クラスⅢ安全キャビネット（グローブボックス）設置 ③実験区域専用の給排気装置を備え、実験室からの排気はHEPAフィルターでろ過し、近くにある建物などを避けて排出する ④室内を3段階（前室→実験室→キャビネット内の順に低くなる）の陰圧状態とする ⑤実験廃液、シャワー手洗い排水は滅菌などの処理を実施 ⑥両面オートクレーブ設置	レベル4	①独立した建物とする。出入口はエアロックとしシャワー設置 ②完全密封のグローブボックス型安全キャビネット使用 ③実験室への給気は1層のHEPAフィルターを通し、排気は2層のHEPAフィルターを通して外部に出す。 ④実験室内は気圧差を設け空気の流出を防ぐ ⑤排水は120℃高圧・加熱滅菌し、一般下水に放出 ⑥両面オートクレーブ及び両面ガス滅菌装置の設置 ⑦壁、床、天井はすべて耐水性かつ気密構造

（注）国立感染研安全管理規程の内容は、組み換えDNA実験指針と比較しても、甘いことが指摘される。HEPAフィルターや安全キャビネットの性能試験に関する規定もなく、レベル1～2の規定も簡易である。

Q20 病原体実験の安全対策についてWHOが指針を出していると聞きましたが

病原体実験の安全対策については以前からWHOが国際基準となる指針を出していると聞いています。その主な内容を紹介してください。

そのとおりです。WHOにはバイオ施設についての指針が二つあります。そのうち第一の指針は、『病原体実験施設の安全対策必携』(英文、第二版、一九九三年)で、これは主にバイオ施設内部での病原体実験の安全対策に焦点を置いています。

『病原体実験施設の安全対策必携』の主な内容

病原体実験施設とは感染症を引き起こす病原菌を扱う実験施設で、日本では国立感染症研究所や各地方の衛生研究所、医科系大学の病原微生物学教室などがその代表的なものです。この指針は、この種の施設でのバイオ実験の際の安全対策をまとめたものです。同時にここで定められている安全対策は遺伝子組み換え施設とそこで行なわれるバイオ実験にも当てはまります。WHO加盟各国はこの指針を参考にしてその国独自の指針を定めることが求められています。

この指針の安全確保に対する基本姿勢は何よりも安全教育・訓練の徹底および施設・設備を充実することです。

実験作業には安全対策を施した各種の実験機器や設備を用いますが、それらの正しい扱い方の習得をも含めて、日常の正しい実験操作の習得と訓練とその履行（りこう）が安全確保の第一の条件です。

一般的な原則

病原体は、個体（動物も含む）への危険度と地域社会への危険度の高低に応じて四つの危険群に分類されます（→Q18）。また、実験室（施設）の安全対策のレベルも四つに分類されます。この病原体の危険度分類と実験室（施設）のレベルは互いに照応しています。例えば、危険群3に属する病原体（エイズウイルス等）はバイオセーフティレベル3（BSL3）の実験室（いわゆるP3実験室）で扱われなければなりません。ただし、病原体の危険度分類は、各国がそ

バイオセーフティレベル

「バイオセーフティ（biosafety）」とは、「微生物実験の安全性」という意味です。「バイオセーフティレベル（BSL）」とは、微生物実験室（施設）の安全対策の程度を意味します。

れぞれの国の疫学的条件や地理的条件を考慮して独自に多少修正・決定しているのが実情です。

実験室（施設）のバイオセーフティレベル

実験室（施設）は、扱う病原体の危険度と安全対策の程度に従って基準実験室（P1、P2）、封じ込め実験室（P3）ならびに高度封じ込め実験施設（P4施設）の四種類に分類されます。記号Pは物理的（フィジカル）封じ込め（physical containment）の略です。基準実験室がどのようなものかについてはQ19の項で述べられていますので、ここではP3実験室とP4実験施設についてこの指針が特に定めている事項を説明します。

P3実験室については次の二点が重要です。

第一に、P3施設は「国またはその他の適切な保健当局に登録されるかそのリストに記載されていなければならない」と定められています。つまり、P3実験室の設置に際しては設置者は国に登録申請をし、国は全国のP3実験室を把握していなければならないのです。

第二に、「（P3）実験室からの排気は直接建物の外部に排出し、人のいる建物と空気取入れ口から遠く離れるように拡散しなければならない」と定められています。ですから、P3実験室のあるバイオ施設は住宅地や公共施設のある地域から離れたところに設置されなければなりません。

P4実験施設は独立した一つの建物として設置されなければなりません。この施設についても重要な事項が二点指摘されています。

第一に、「高度封じ込め実験施設の運営は、国あるいは適切な保健当局の管理下で行なわれなければならない」と定められています。ですから、このためには、P4施設の設置は当然、国の許可なしにはできません。また、施設の運営が国の管理下で行なわれるためには、国に専門の管理責任者を置く必要があります。

第二に、P4施設の管理者は「緊急時(きんきゅうじ)の対策要綱(ようこう)を確立しておく必要があります」。また、「消防署、警察署、救急病院との連係も組み込んでおかなければならない」と定められています。緊急時の対策要綱はどのレベルの実験室(施設)の場合でも必要ですが、この要綱の作成に当たっては「危険に曝(さら)される職員と住民の範囲の確定」がその項目に含められていなければならないと定められています。

つまり、地震や火災などの災害が発生した場合には、例えば、どの部署の職員とどの地区の住民が感染被害を被る可能性があるかを事前に調査していなければなりません。これは、バイオ施設を設置する前に環境影響調査をすることと同じことなのです。すなわち、WHO指針はバイオ施設の設置に際しては、事前の環境影響調査を実施する必要を認めているのです。

その他、指針はバイオ施設における化学物質の危険性を認め、その漏出と爆発の防止対策の必要性にも言及しています。

安全管理体制

安全管理の状況は施設の外部の専門家により定期的に監査されることが望ましいとされています。

また、バイオ施設の設置者は安全対策の計画を作成し、これが実践されていることを確認するためにバイオセーフティ管理者を置かなければなりません。それとともに、バイオセーフティ委員会を設置し、安全政策と安全計画の勧告を行なわせることとされています。

さらに、最終的な安全対策として、前述のようにバイオセーフティに関する職員の研修を実施する必要があり、施設設置者は適切な研修プログラムを作成しなければならないとされています。

安全チェックリスト

この必携の最終章には「安全チェックリスト」が掲載されています。そこではチェック項目がいくつかの種類に類別されています。ここではその類別された種類の事項を列挙しておきます。

実験室建物、保蔵施設、衛生施設及び職員用施設、暖房と換気、照明、付帯設備、保安、火災予防、可燃性液体の貯蔵、電気系統の危険、圧縮ガス及び液化ガス、個人保護対策、職員の健康と安全、実験室備品、感染性材料、化学物質及び放射性物質。

なお、もう一つの指針は、『保健関係施設の安全性』と題するものです。これについてはQ21で説明します。

Q21 WHOはバイオ施設の立地条件についても勧告を出したそうですが

世界各国の法律や指針にもバイオ施設の立地条件に触れたものがない状況で、WHOは最近バイオ施設の立地条件をふくむ勧告を出したそうですが、本当ですか?

WHOは一九九七年に第二の指針『保健関係施設の安全性』(英文)を出しています。これはバイオ施設の立地条件についての規定をふくむ新しい勧告です。

『保健関係施設の安全性』

保健関係実験施設とは、病院内にある実験検査室のほかに衛生研究所や医科大学内にある医学教育・研究施設のような独立した建物のことをいいます。この指針には、この種の施設の安全性確保のためその立地条件と施設環境を定めた章があります。この指針が依拠(いきょ)する原則は、バイオ施設の安全性を確保して人々の健康を守るためには法律による裏付けがその土台として必要であるということです。指針はこの点を次のように述べています。「安全性に関する法律の目的は、健康や作業手順にとって危険な物質の有害な影響から実験施設職員や他の人間や環境を保護することです」。このようにこの指針は、バイオ施設の法的な規制を勧告している点に一つの大きな特徴があります。

バイオ施設の立地条件

この指針は「第三章　実験施設の敷地と建物」の中で次のようにバイオ施設の立地条件を定めています。

「・患者が訪れ、あるいは標本を提出したり届けたりしなければならないかもしれないとしても、実験施設は、できる限り患者、住民、公衆のいる地域から離れて立地されなければならない。

・高度封じ込め実験施設あるいは危険な実験施設は、患者や公衆のいる地域とよく使われる道路から離れて立地されなければならない。

・可燃物の使用と結び付いて火災の危険の大きな実験施設、例えば病理学の実験施設は、火災の影響と類焼（るいしょう）を最低にするために患者や公衆が近くにいる地域ならびに可燃物保管施設から離れて立地されなければならない」

したがって、バイオセーフティレベルの度合いにかかわらず、すべてのバイオ施設は病院、住宅、公共施設などの人のいる建物から離れて立地しなければなりません。また、Ｐ３レベル以上のバイオ施設は往来の激しい道路からも離れたところに立地しなければなりません。

その他の重要な勧告

この他にもこの指針は重要な勧告を含んでいますが、その中には『病原体実験施設の安全対策必携』には盛り込まれていない新たな項目があります。それらの項目に簡単に触れておきます。

バイオ施設のもたらす危険要因として化学物質のほかに、実験用の備品、実験材料として用いられる微生物、放射性物質が挙げられています。また、それらに対する安全対策も提言されています。さらに、感染性物質と診断用試料の安全な輸送方法、各種廃棄物の処理と材料のリサイクルの必要性、実験施設における応急手当の方法についても提言がされています。

感染性物質
人間に病気を引き起こす細菌、ウイルス、寄生虫などの生きた微生物を含有する物質を意味する。

診断用試料
診断のために必要な、患者・患畜由来の排泄物・血液・組織・臓器等の試料を意味する。

Q22 諸外国ではバイオ施設を規制する法律はあるのですか？

外国ではバイオ施設規制の法律はあるのですか。また、そのような法律のない国は、どのようにバイオ施設を規制していますか。

バイオ施設を規制する法律は先進国、開発途上国を問わず、世界各国に存在します。先進国でバイオ施設を規制する法律がないのは日本だけです。各国の法律には共通して、遺伝子工学または遺伝子組み換え実験には人間の健康と環境に有害な影響を及ぼす可能性があるという認識があります。各国がバイオ施設の届出制度と認可制度を設けているのもそのためです。

世界のバイオ施設の規制法はその法体系のあり方から二種類に類別できます。

第一は単独の法律で規制するものです。

第二は環境影響評価法にバイオセーフティ指針を加えて規制するものです。

次に、各地域ごとにまとめて規制法の特徴を見ていきます。

環境影響評価法

あるプロジェクトの実施や施設の建設の前にそれらが周囲の環境にどのような影響を与えるかを調査し、その報告書を公開し、それに基づいて公衆の同意を得なければならないことを定めた法律。

ＥＵ理事会指令

ヨーロッパ諸国はヨーロッパ連合（ＥＵ）の理事会指令に基づいて法規制を行なっていますので、はじめにその「ＥＵ理事会指令」と呼ばれるものの概略を示しておきます。

「ＥＵ理事会指令」は正式には「遺伝子組み換え微生物の閉鎖系使用についてのＥＵ理事会指令」と呼ばれ、一九九〇年に最初に発布され、一九九八年に改正されて現在にいたっています。

前文の冒頭では、環境と人間の健康の保護のために予防的行動が取られなければならないという原則が謳（うた）われています。

規制の柱となるものは、Ｐ1、Ｐ2実験室を有する施設の届出制度とＰ3、Ｐ4施設の認可制度です。つまり、Ｐ3以上の施設は国家の所管当局の認可がなければ設置できないのです。

また、各構成国に対し必要ならば施設の査察を行なう権限を与えています。企業秘密も一部認めていますが、制限しています。また必要があれば各国にバイオセーフティ委員会の設置を求めています。

閉鎖系使用
開放系使用が野外での遺伝子組み換え実験を指すのに対して、封じ込め対策を講じた屋内での遺伝子組み換え実験を指す。

イギリス

イギリスは、「保健安全法」の下に定められた「遺伝子組み換え生物（閉鎖系使用）についての規則」（一九九二年発布、一九九六年改正）で閉鎖系での遺伝子組み換え実験を規制しています。

この規則の目的は、もっぱら遺伝子組み換え生物に関わる活動から生じる健康へのリスクから人々を守り、環境を保護することです。この規則の全体は、人間の健康と環境のリスクの評価、届出制度、安全委員会の設置、緊急事故対策計画、事故の報告、届出情報の公開、届出書の記録等についてほぼ「ＥＵ理事会指令」やＷＨＯの基準に沿っています。

また、査察の規定はありませんが、それは別に「保健安全法」ですでに定められているからです。

評価すべき点としては、企業秘密の保護の決定権は企業の側にではなく、保健・安全局にあることが明記されていることです。

これは、この規則がバイオ産業の推進を目的にしてはいないことからすれば当然のことです。

ドイツ

ドイツでは、一九九〇年に「遺伝子工学法」が施行されました。この法律は、遺伝子工学から生じる危険から人の健康と環境を守ることと同時に遺伝子工学をはじめとするバイオテクノロジーの推進をその目的としています。その主な内容は次のとおりです。

まず遺伝子組み換え実験施設で行なわれる実験は、それに伴うリスクによって四つのレベルに分類されます。実験施設の建設と操業には認可が必要とされます。ただし、P1レベルに関しては届出が必要とされるだけです。また、安全性に関する専門委員会としてバイオセーフティ中央委員会が設置されます。実験施設建設の前には公聴会を開くことが定められています。その他、罰則が設けられ、査察が制度化され、操業停止命令を定める事項があります。

カナダ

カナダとアメリカは環境影響評価法に指針を加えてバイオ施設を規制している点では共通しています。両国ともバイオ施設の設置には事前の環境影響評価の実施と公衆の同意の必要が制度化されています。つまり、バイオ施設の建設は事前の環境影響評価と住民の同意がなければ実施できないことになっています。

カナダにはバイオテクノロジーを規制する法律はありません。しかし、「病原体等実験施設の安全性指針」によって、P3施設は住宅地から離れて立地することが「望ましい」と定められ、P4施設については住宅地から離れて設置されることが「強制的な義務である」とされています。

アメリカ

アメリカでは一九七〇年に「国家環境政策法」が発効して、政府のプロジェクトに環境影響評価報告書の公表と公衆の同意が義務付けられました。アメリカでは、これまでにいくつかバイオ施設の建設差止め訴訟が起こされ、バイオ施設も環境影響評価報告書を公表し、公衆の同意を得なければ、差止め訴訟で敗訴になるという判例が確立しています。これによって国家プロジェクトとしてのバイオ施設の設置とバイオ実験（病原体等の実験と遺伝子組み換え実験）の実施にも「国家環境政策法」が適用されることとなりました。

他方、民間のバイオ施設に関しては、「連邦規制法」の第四〇項「環境保護」によってバイオテクノロジーによる微生物の使用を「有毒物質規制法」の下に規制しています。具体的には「バイオテクノロジーにより生産される微生物に関する規則」によって、バイオテクノロジーにより開発・製造された新しい微生物の商品化と研究・開発のためのその使用には事前に申請書を環境保護庁に提出する必要があり、環境保護庁によるその微生物の審査を通らなければ新しい微生物の商品化と研究・開発のためのその使用は不可能となっています。

オーストラリア

オーストラリアでは「遺伝子工学法二〇〇〇」が二〇〇〇年度に制定されました。この法律の目的は、遺伝子工学の引き起こすリスクがどの程度のものかを特定し、遺伝子組み換え生物の取り扱いの規制によるリスクの抑制によって人々の健康と安全および環境を守ることです。この目的を実現するためにこの法律は、首相が任命する遺伝子工学規制担当官に大きな権限を与えています。また、バイオ施設の実験の認可に関しては、免許制度を採用しています。実験を行ないたい者は、遺伝子工学規制担当官に免許申請を行なうとともに必要な情報を提供し、一定の免許申請料を支払って免許を取得しなければなりません。ただし、免許の条件やこの法律に違反した場合には、免許は停止または取り消されます。さらに、この法律には罰金制度が存在するとともに、企業秘密も保持できない場合があるなど、企業側にとり厳しいものとなっています。

中国

中国は一九九六年に「農業分野の生物学遺伝子工学に関する安全管理実施規則」を制定しました。この規則の目的は、農業分野の生物学、遺伝子工学の研究・開発の推進と遺伝子工学によって作成された生物によって生じる可能性のある人間と環境に対する有害な影響を未然に防ぐことです。同規則は、WHOやNIHのガイドラインにならい、実験をその危険度レベルに従ってI～Ⅳに分類しています。その他、特筆すべきは、「申請と認可」の項目があり、実験を行なう機関は作業の開始前に行政当局に申請書を提出し、事前に認可を受けなければならないと定めていることです。また、研究機関がこの規則に違反した場合には、操業を停止されると定められていることも重要です。

世界の主な国々のバイオ施設の法規制の状況

	規制法体系	バイオ施設の届出・認可制度の有無	環境影響評価の実施	査察と罰則
イギリス	保健安全法の下に「閉鎖系使用についての規則」で規制。	あり。	環境影響評価は実施していないが、住宅地への設置は認可しない。	保健安全法で査察を定めている。違反した施設には操業停止命令が下される。
ドイツ	「遺伝子工学法」で規制。	あり。	公聴会の実施を定めている。	査察の規定はないが、違反した施設には操業停止命令または閉鎖命令が下される。
アメリカ	「国家環境政策法」とNIHのガイドラインで規制。	なし。	国家環境政策法により連邦のバイオ施設には環境影響評価が実施される。公聴会を実施している。	なし。
カナダ	「環境影響評価法」と「病原体等実験施設の安全性指針」で規制。	なし。	「環境影響評価法」によってすべてのバイオ施設は環境影響評価を実施する。公聴会を実施している。	なし。
オーストラリア	「遺伝子工学法 2000」で規制。	届出制度のほかに免許制度あり。	実施せず。	査察は行われる。免許の停止や取り消し、罰金刑が存在する。
中国	「農業分野の生物学遺伝子工学に関する安全管理実施規則」で規制。	あり。	実施せず。	施設業務開始前に操業申請をせず、認可されていない施設は操業できない。

プロブレムQ&A

V

バイオハザードを防ぐ取り組み

Q23 日本でバイオハザードを防ぐ市民運動はありますか？

バイオ施設が住民の知らないうちに計画されたり設置されたりして、全国でどんな事態が起きてきましたか。市民はどんな取り組みをしていますか。

バイオ施設の設置や病原体の取り扱いを規制する法律がない日本で、バイオハザードの未然防止に立ち上がってきたのは、バイオ施設（予定地）周辺の住民たちです。この二十年余りの間、北は北海道から南は沖縄まで全国各地で、住宅地でのバイオ施設の設置や実験に反対し、規制を加える市民運動が取り組まれてきました。

安全が保障されないものや危険の可能性のあるものを拒絶することは、健康で安心して生活したいというごく自然な市民感覚と一体であり、憲法でも保障された当然の権利です。

バイオ施設反対の市民運動のはじまりは八一年の二つの反対運動です。一つは国立予防衛生研究所（現国立感染症研究所）が東京都武蔵村山市の住宅地にP

憲法で保障された権利

憲法一三条は、国民はみな、一個の人格として尊重され、生命、自由及び幸福追求の権利は最大限尊重されなければならない、と定めている。そしてこうした憲法で保障する自由と権利は、国民の絶え間ない努力によって守らなければならない（一二条）、とされている。

4施設を設置したことに対し反対したもので、同市の市議会はP4施設建設とP3実験に抗議し、それ以降P4実験は中止に追い込まれています。もう一つは、茨城県つくば市の特殊法人理化学研究所（理研）のP4施設建設反対運動です。理研当局は、それらを無視し、施設の建設に着工しました。

その後、八七年には、三つの運動が起こっています。一つは東京都新宿区への感染研の移転と実験に反対する運動、二つ目は筑波の理研当局がP4実験施設で実験を計画したことに対する反対運動です。いずれも訴訟に発展し、理研のP4施設については八八年に（筑波P4訴訟）、感染研施設は八九年に住民らが実験差し止め裁判をおこしました（↓Q24）。三つ目は大阪府吹田市の「大阪バイオサイエンス研究所」（大阪市の施設）に反対する運動で、運動の結果、「住宅地内に立地するものであるため、病毒・病原を対象とした研究は行なわない」と大阪市、吹田市が確約しました。

それ以降も市民運動は、北海道「恵庭リサーチパーク」（八八年）、茨城県龍ヶ崎市科研製薬研究所（八八年）、神奈川県大磯町の昭和電工総合研究所（八九年）、大阪府高槻市の日本たばこ産業医薬総合研究所（九〇年）、三重県衛生研究所（九二年）、千葉市の昭和電工総合研究所（九二年）と続き、最近の例では、

筑波P4訴訟

理化学研究所ライフサイエンス筑波研究センターのP4実験の差し止めを求める民事訴訟（途中で損害賠償請求に切り替え）で、原告側の主眼の一つは訴訟を通じて遺伝子組み換え実験の内容や安全性に関する判断資料を公開させることだった。訴訟審理中の八八年六月から八九年三月まで二件のP4実験が行なわれた。裁判所は原告側の証人申請（五人）を一人しか認めず、被告側も実験内容の詳細や安全性に関する資料の公開を拒否するなど徹底した非公開性を貫いた。

このため十分な審理が尽くされないまま九三年、原告側敗訴の判決が下された。判決理由は、組み換えDNA実験指針と安全管理規程の遵守により安全性が確保されているというもので被告側の主張そのままの内容であった。しかし、P4実験はその後一度も行なわれておらず、P4施設も現在は施設訪問者の見学コースになっている。

長野県穂高町のキッセイ薬品中央研究所（二〇〇〇年）、東京都港区の東京大学医科学研究所（二〇〇一年）、東京都新宿区の国立国際医療センター（二〇〇一年）、山形県鶴岡市の慶応大学先端生命科学研究所（二〇〇一年）などをめぐって取り組まれています。

このうち、龍ヶ崎市では科研製薬が研究所設置を断念し、恵庭では、病原体を扱わないことが確認され、大磯町では反対派の町長が実現したため昭和電工の研究所計画は中断しました。千葉市では、地元住民自治会と昭和電工の間で、病原体を扱わないことやP1を超える遺伝子組み換え実験を行なわないなどの協定が締結されました。

このように、国の無策に先んじて全国各地で住宅地及びその周辺でのバイオ実験の危険性を危惧する住民の取り組みが活発に行なわれた結果、施設設置断念や研究業務内容の規制などに繋がってきたのです。さらに、いくつかの自治体では施設設置にあたり事業者に対し住民への事前説明会の開催や安全情報の公開などを求める指針などをつくり、独自に対応するようになりました（↓Q25）。

しかし、一方で国策として政官産学一体となってバイオ事業が推進されてき

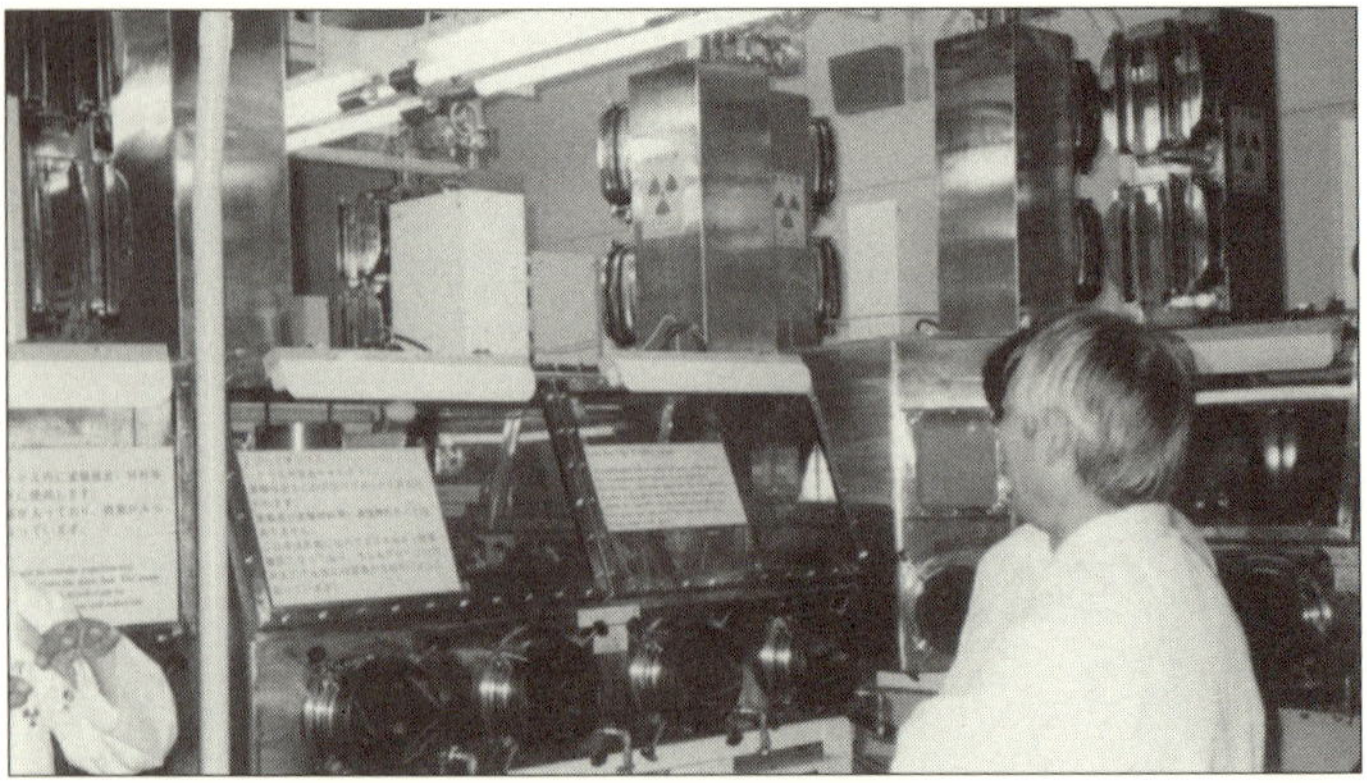

つくば理化学研究所P４施設内部は今では修学旅行などの見学コースになっている。

た結果、そうした市民の動きとは比較にならない程の推進側の巨大なネットワークが形成されています。市民の立場に立つ科学者や研究者は、ごく一握りに過ぎません。遺伝子組み換え作物による環境への懸念が広がった一九九〇年頃、日本でも当時の環境庁が法による規制に向けた取り組みを行なおうとしましたが、政官産学の反対にあい頓挫（とんざ）しました。このような安全性や環境よりも経済活動を優先する考え方は現在でも相変わらず支配的です。

　それに対してようやく、個人として取り組んできた市民や従来の市民組織がネットワークを組んで、この巨大な推進側のネットワークに対抗できる軸をつくろうといくつかの組織が設立されてきました。バイオ施設や病原体の取り扱いに関する規制法の制定や研究・情報センターを目指す「バイオハザード予防市民センター」や、政府や産業界から独立してバイオテクノロジーの情報を収集し、調査や評価、研究を行なう「市民バイオテクノロジー情報室」などがそうです。多くの市民の参加や支援が期待されます。こうした市民運動組織の連絡先などについては下表を参照して下さい。

市民団体・消費者団体リスト

団体名	住所	電話	E-メール	ホームページ
バイオハザード予防市民センター	千葉県千葉市緑区大椎町1188-78川本方	043-294-2138	yuki.kawamoto@nifty.ne.jp	http://homepage.nifty.com/bio-anzenken/
市民バイオテクノロジー情報室	東京都渋谷区代々木2-23-1ニューステートメナー632	03-5308-7188	cbic@mtf.biglobe.ne.jp	http://www5d.biglobe.ne.jp/~cbic/
高槻JTバイオ情報公開訴訟を支える会	大阪府高槻市芥川町2-6-1スカイジャンプビル2F二木洋子事務所気付	0726-85-0468		http://www.tcn.zaq.ne.jp/wasabi/jtsosyou-toppage.html
DNA問題研究会	埼玉県和光市白子1-23-26-2C西村方	048-461-3606	d-monken@jcom.home.ne.jp	
日本消費者連盟	東京都目黒区目黒本町1-10-16	03-3711-7766	nishoren@jca.apc.org	http://www1.jca.apc.org/nishoren/
予研＝感染研裁判の会	東京都新宿区喜久井町25武藤方	03-3232-1356	mutoh@ab.mbn.or.jp	http://homepage2.nifty.com/sshibata/
つくば環境と人権のための市民会議	茨城県牛久市田宮230中嶋方	0298-72-0642		

コラム⑨

バイオハザード対策は専門家や官僚に任せておけばよいのでしょうか

わが国ではバイオ施設の安全性について総体的にチェックする機関が存在しません。

一般に、国家の機関や専門家は、バイオ施設が「物理的封じ込め」をしている限り、病原体（および遺伝子組み換え微生物）が施設外に漏れることはないという「安全神話」に立脚してものごとを考えています。私たち市民はその「安全神話」を批判的に捉えて、真の安全性を考えていく必要があります。

国家機関や専門家が主張する「安全対策」は、基本的に各々の施設に任されており、統一的な基準に則って立てられたものではありません。多くの施設で、「安全対策委員会」のようなものが設けられ、査察なども行なわれているようですが、身内による査察か、外部の人を入れたとしてもせいぜい「同業者」によるものがほとんどで、どこまで安全対策が真剣に検討されているのかについては疑問が残ります。

イギリスの例を上げてみましょう。イギリスでは、保健安全局（日本でいう厚生労働省）が、バイオ施設の安全基準を設け、その安全基準を各施設が遵守しているかをチェックする「査察官」が存在します。時には抜き打ち検査も実施されます。違反があった場合は、厳しい罰則も定められていて、実際、ロンドン大学の研究室が閉鎖命令を受けた、ということもありました。予研＝感染研裁判（Q24）における「国際査察」で原告側の求めで来日したイギリス人のケネディー博士は、この査察官を職業としていた人でした。

お手盛りの査察ではなく、第三者が厳しい視点でバイオ施設の安全性をチェックすることは、安全対策の第一歩で、日本もイギリスのようなやり方を見習うことが必要です。

しかしながら、こうしたチェック体制を整えるだけでは不十分です。多くの原発事故や薬害エイズ、最近ではＢＳＥ（狂牛病）騒動を見ても、官僚や専門家だけの判断が時として不十分、不的確であったために、多くの被害が発生してきたことを忘れることはできません。

まず、私たちは、安全を確保する手始めに、バイオ施設の情報を入手できなければならないでしょう。どのような安全対策がとられているのか、きちんと実施されているのかなど、私たち市民が直接チェックすることが常に保証されていない限り、安全であるか否かを判断することはできません。二〇〇一年に情報公開法が施行され、以前よりは安全情報を手に入れる道は開けましたが、多くのバイオテクノロジー企業は「企業秘密」を盾に、情報公開を拒否する傾向が濃厚です。その典型的な事例が、Q24で述べている、高槻JTの例です。

では、情報を手に入れることができたとしても、それで十分でしょうか。そこで考えてみたいのは、情報の分析についてです。

安全性に対する疑問は、専門知識のない「素人」の問いこそが重要であると思います。同時に、多くの安全情報には極めて専門的な要素が含まれているのも事実です。例えば、建築図面を分析するには、それなりの知識が必要とされるでしょう。そこで私たちが必要とするのは「市民的立場にたつ専門家」の存在ではないでしょうか。詳しく述べる余裕はありませんが、「市民の素朴な疑問」を頭ごなしに否定するのではなく、素朴な疑問の目を持ちながら、専門的な知識を活用する人達のことです。

日本には、原子力資料情報室、という団体があります。長らく代表を務め、二〇〇〇年に他界された高木仁三郎さんは、核化学者という専門家であり、かつ「反原発」の活動家でもありました。高木さんが行なってきた原発が持つ危険性についての分析は、そうした立場ならではの貴重なものでした。

バイオハザードの問題についても、私たちはこのような立場にたつ専門家を必要としていると思います。

情報公開・情報分析ができたとしても、それで終わりではありません。情報分析によって生まれた疑問をどしどし提出し、推進側の人々と話し合う場が設けられていない限り、実効性を伴った安全策とは言えないでしょう。

こうしたことを実施している例として、Q25に、千葉市緑区にある昭和電工研究所の場合を挙げてあります。

以上、述べてきましたことを簡単にまとめますと、次のようになります。

一　統一的な安全基準の策定と第三者機関による査察
二　安全基準違反者に対する罰則
三　情報公開・情報分析
四　市民参加協議機関の設置

いずれにしても、バイオ施設の安全性について、私たち市民は十分に関心を持ち、ますます監視の目を光らせていくことが必要だと思います。

Q24 バイオハザードと関わる裁判があると聞きましたが、どんな裁判ですか？

バイオ施設の実験差し止めや、情報公開を求める住民訴訟があるそうですが、どんな裁判なのですか？　裁判の状況を教えてください。

二〇〇三年一月現在二つの裁判が進展中です。予研＝感染研実験差し止めと再移転要求訴訟と高槻ＪＴバイオ施設情報公開訴訟です。

予研＝感染研実験差し止め訴訟とは、東京都新宿区にある厚生労働省戸山研究庁舎の国立感染症研究所（旧国立予防衛生研究所、以下「感染研」と言う。コラム⑧参照）について、周辺住民等が国に対し、危険度二以上の病原体等を扱わないことおよび戸山から再移転することを求めているものです。一九八九年に東京地裁に提訴しましたが、十二年後の二〇〇一年三月、住民側敗訴の判決が下され、現在は東京高裁で審理中です（なお、東京地裁に提訴当時は品川区からの移転差し止めも請求）。

感染研は、厚生労働省（旧厚生省）所轄の研究所で、国内で最大の病原体等実験施設として、病原体、有害化学物質、放射性物質、実験動物等を利用した各種感染症や遺伝子組み換え等の研究・実験を行なっており、P3実験室七施設、P3実験動物施設、RI実験室、数十のP2実験室が集中しています。予研は長らく品川区にありましたが、紆余曲折を経て当時の厚生省が所有していた新宿区戸山の国立リハビリテーションセンター跡地（リハビリテーションセンターはすでに所沢市に移転されていました）に新庁舎を建設することが一九八六年七月、地域住民に発表されました。しかしながら、この時、感染研は危険な病原体を扱う実験を行なうことを巧妙に隠していました。建設予定地は住居専用地域の中にあり、敷地東側は戸建て住宅やマンションが密集し、北側は早稲田大学文学部のキャンパス、西側は国立国際医療センターとその付属住宅や都営住宅、南側は障害者施設に隣接しており、障害者福祉ゾーンとして、また災害時の避難地域として指定された地域です。東側に隣接して住む芝田進午さん（当時広島大学教授）を始めとする住民らが、周辺に病原体が漏れ出す危険性に気付き、感染研に対して再三公開質問状を提出しましたが、それらの疑問について充分な回答は得られませんでした。感染研は合意形成まで建設を強行しないことを求める多数の住民、早稲田大学教職員・学生や障害者施設の利用者、

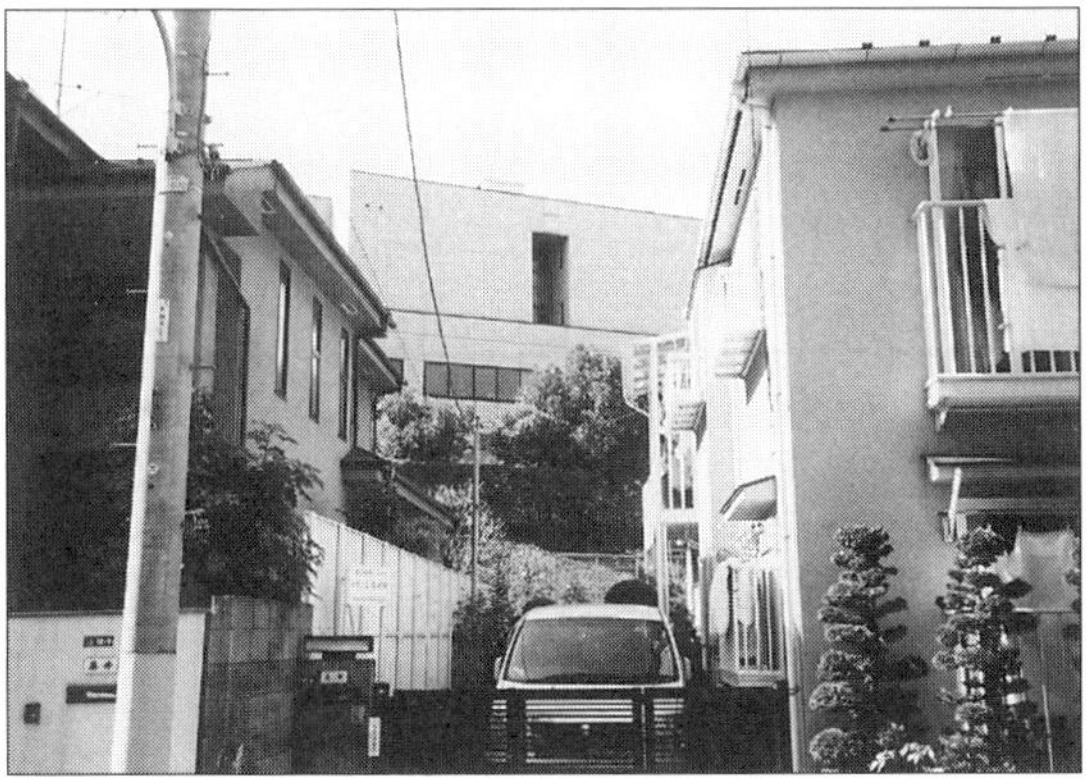

芝田宅から見上げる感染研

さらには新宿区議会全会派や新宿区長の申し入れを無視して、一九八八年十二月機動隊を導入し、住民らを力で排除して建設を強行したのです。

こういう不合理なやり方に泣き寝入りはできない、もし泣き寝入りしたら、この種の施設が全国どこでも建設されることになり、全国的に悪影響を及ぼすということから、住民は裁判に訴えました。

この裁判では、一九九七年に裁判史上画期的な「国際査察」が実現し、原告側からイギリス人のコリンズ博士・ケネディー博士が、被告（感染研）側からアメリカ人のオビアット博士・リッチモンド博士が、感染研を査察し、双方が「査察報告書」を裁判所に提出しました。元WHO顧問であり、『病原体実験施設の安全対策必携』『保健関係施設の安全性』の総括編者でもあるコリンズ博士（およびケネディー博士）は、報告書の中で明確に「感染研は再移転を真剣に考慮すべきである」と述べています。一方、米国人による「査察報告書」は、驚くべきことに当時の倉田毅部長（現副所長）が感染研幹部の了解の下、都合の悪い箇所を自ら手を加えて修正し署名を模写して提出したものでした。

第一審判決（藤村啓裁判長）は、病原体が周辺に漏出する危険性がないとして原告の請求を棄却しました。判決は、本訴訟を公害型訴訟ではないとして住

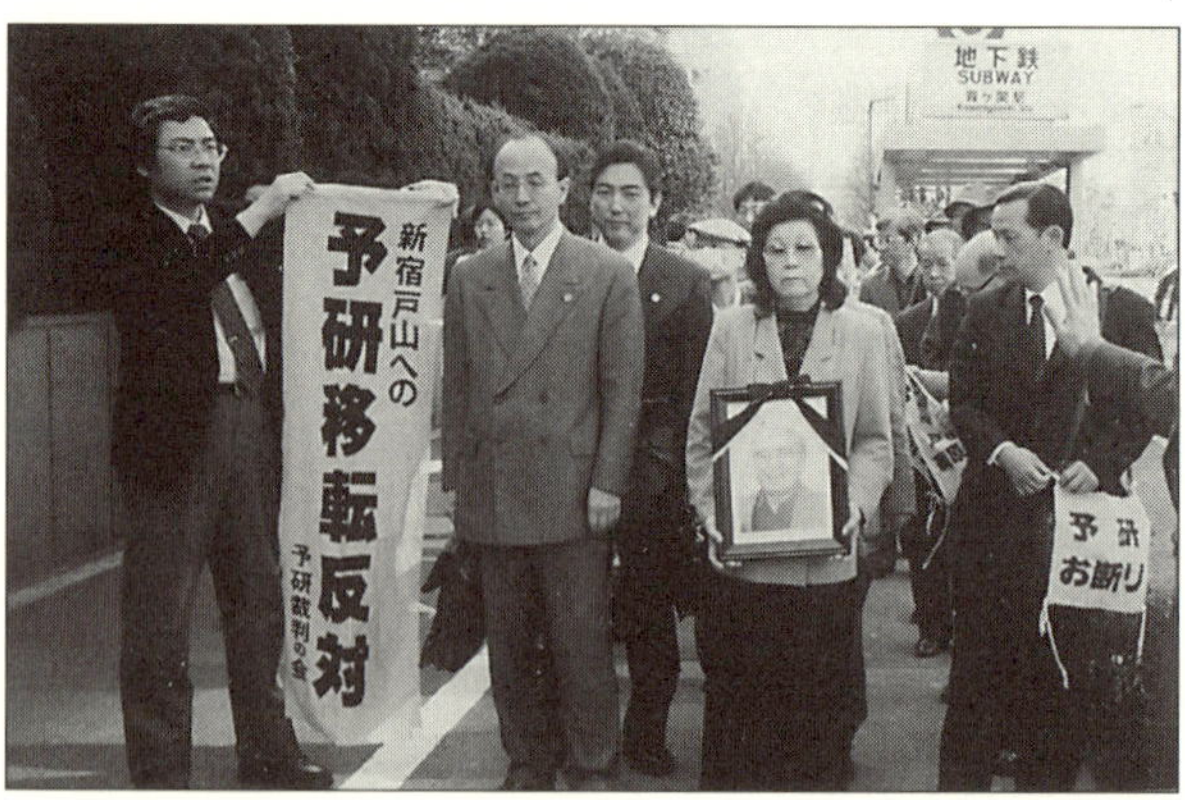

国立感染研実験差し止め裁判の第一審判決当日、東京地裁に入る原告団・弁護団（二〇〇一年三月）

民に対し危険性の立証責任を求める一方、病原体が周辺に漏出する可能性について具体的かつ詳細に住民側が立証したことは「想像にすぎない」「不安にすぎない」とことごとく退け、感染研の言い分を鵜呑みにしたものです。そして、組み換えＤＮＡ技術を食糧難解決に役立つと美化し、さらに倉田氏の偽造を「格別の不正義は認められない」とするような、正義感が全く欠如した驚くべきものでした。原告一六三名は、不服として直ちに控訴し、東京高等裁判所で控訴審が進行中です。一審との違いは二〇〇一年四月に情報公開法が施行され、一審で原告が請求し国が提出を拒否していた多数の文書を情報開示請求により住民らが入手できたことです。それにより施設の耐震性の不足、日常茶飯事のように発生しているトラブル、ＨＥＰＡフィルターからの漏洩、研究者による操作ミスなどの事実が明らかになり、いつバイオハザードが発生してもおかしくない状況にあることが暴露されました。高裁判決は遅くとも二〇〇三年秋までには下される予定です。

この感染研施設に対する反対運動にちょうど三、四年遅れで同じ軌跡をたどったのが大阪府高槻市の住宅密集地にある日本たばこ産業（ＪＴ）医薬総合研究所に対する建設反対運動です。「どんな裁判でもそうですが、住民が裁判を

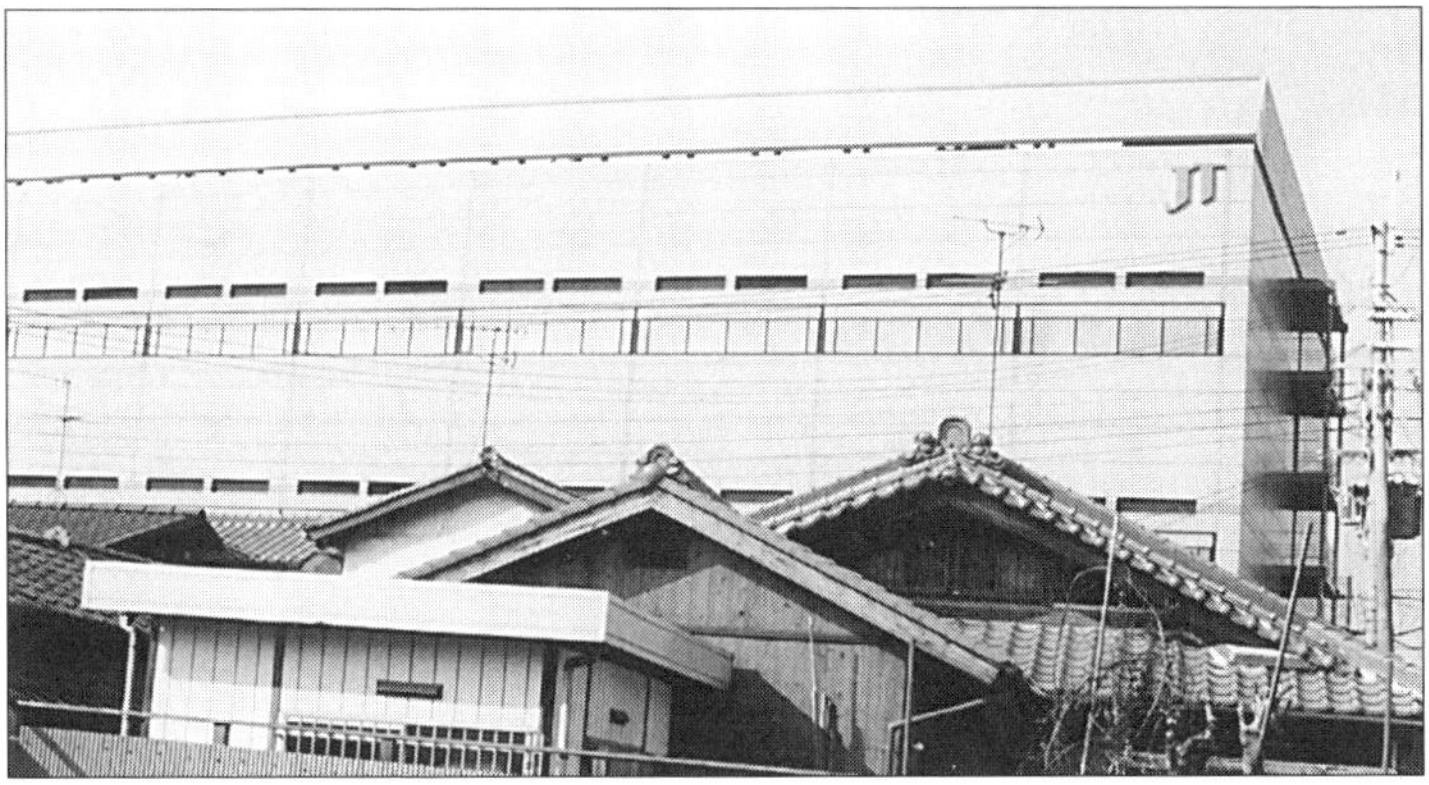

大阪府高槻市の日本たばこ産業（ＪＴ）医薬総合研究所

する場合、最初から裁判をやろうと誰も思っていません。いろいろと反対運動をしていくが、結果的に押し切られ、やむにやまれず裁判闘争になる」――これはこのJTバイオ施設の安全情報（建築確認申請図書）の公開を求めて裁判を起こした二木崇さんの言葉です。

高槻市内の住宅密集地に延べ床面積三万六〇〇〇平方メートルというJTの巨大なバイオ施設を建設するという計画を知ったのは、一九八九年の年末に開かれたJT主催の説明会の時でした。情報が一切市民の手元に残らないようにスライドとOHPだけで行なわれた説明会の進め方に疑問を持ち、市やJTの説明に納得できない住民たちは建設計画の中断を求める署名七四〇〇余りを高槻市に提出しました。しかし、高槻市は施設の開発許可や建築確認通知を出し、JTが住民合意のないまま施設建設を着工し開所するのを許しました。

そこで施設の安全に関する情報を得る唯一の手段として、二木さんは、市が保有するJT施設の建築確認申請の設計図書に含まれる情報は高槻市情報公開条例で公開を定めた「人の生命や身体、健康を害するおそれのある事業活動に関する情報」に該当するとして、高槻市に対し公開を求めました。しかし、高槻市は「公開すれば法人の利益を害する」として非公開の決定を下しました。

そこで、非公開決定の取り消しを求めて九六年十月、高槻市を相手に裁判を起こしたのです。裁判を起こすと直ちにJTとJT不動産の二者が訴訟参加人として加わり、実質的にはJTとの裁判となりました。二〇〇〇年六月の一審の大阪地裁判決では、施設の耐震性の不十分さを認めたものの、JT側の主張を鵜呑みにして、事業活動により人の生命、身体又は健康を害するおそれがないなどと判断し、二木さんの請求を全面的に退けました。

しかし、二審の大阪高裁は、二〇〇二年十二月二十四日、一審判決を覆して高槻市の非公開決定を違法とし二木さんが逆転勝訴しました。高裁は、一審結審後の二つの事故を踏まえて、研究所で行なわれている遺伝子組み換え実験などの事業活動は、当該地域の通常人から見て安全性に問題があり、人の生命、身体又は健康を害する現実的な可能性があることを認め、著作権や著作物人格権などの「法人の利益」をもって非公開とすることは権利の乱用であるとしたのです。バイオ施設の問題のみならず公害闘争、環境問題や情報公開の推進に取り組んでいる全国の運動に大きな前進をもたらす判決です。その後、高槻市長は「住民の不安解消の上で、本件文書の公開は極めて有用であるとの判断を尊重する」として上告断念を表明しましたが、参加人であるJTが最高裁に上

人の生命や身体、健康を害するおそれのある事業活動

大阪高裁判決では、JTバイオ施設はその活動によって人の生命、身体又は健康を害する可能性があり、特別の安全対策なしには社会的に存立が許されない事業活動と解するのが相当とした。

二つの事故

JTは高槻の研究所で一審結審後、「放射性物質持ち出し・ばらまき事件」(二〇〇〇年)と「発ガン物質たれ流し事故及び事故隠し」(二〇〇一年)を起こした。前者はJT社員が研究施設から放射性物質を含む研究材料を持ち出した上、JR高槻駅改札口付近で散布したもの。後者は研究施設から放出された下水から、水質汚濁防止法が定める排出基準(〇・〇四mg/ℓ)を越える〇・〇九四mg/ℓのジクロロエタンが検出されたが、その事実を隠蔽し、市への報告を怠ったこと。

告受理申立をしました。JTは本来、この判決を謙虚に受け止め、隠蔽体質を改めて情報を開示し、住民と信頼関係を築くことに力を入れなければならない立場にあります。地域住民への説明責任を果たさず、自社の利益だけしか考えないJTに医薬品の研究・開発や販売する資格はないというべきでしょう。

バイオ施設 図面公開を

高槻のJT研究所「生命被害の恐れ」

控訴審判決

医薬品開発のための遺伝子組み換えや微生物を用いた実験をしている「日本たばこ産業（JT）医薬総合研究所」（大阪府高槻市）が同市に提出した建物図面などの書類について、市情報公開条例に定めた非公開にできる情報にあたるかどうかが争われた訴訟の控訴審判決が24日、大阪高裁であった。太田幸夫裁判長は「事業は人の生命に被害を及ぼすおそれが高く、情報公開で被害を回避し得る可能性がある」と述べ、奥本務市長の非公開決定を妥当とした一審判決を取り消し、市長の非公開決定を取り消した。

原告弁護団によると、バイオ研究施設をめぐり、周辺住民の安全確保を理由に情報公開を命じた判決は極めて異例。

訴えたのは同市に住む府立高教諭二木崇さん(50)。昨年6月の大阪地裁判決は「公開は防犯上危険で、JTの利益を害する」と訴えを棄却、二木さんが控訴した。

同市の条例では、人の生命や身体、健康を害するおそれのある事業活動に関する情報は非公開の対象から除かれている。

太田裁判長は、一昨年12月に同研究所の社員が近くのJR高槻駅で放射性同位元素の液体をまいた事件や、昨年6月に同研究所の排水から発がん性の疑いのある物質（1、2―ジクロロエタン）が下水道法の排水基準の2倍以上検出されたことを指摘。「研究所の事業は人の生命や身体、健康を害する現実的な可能性がある」と判断した。

同研究所は93年に開設された。二木さんは市の条例に基づき、建築確認申請でJT側が市に出した平面図などの公開を請求。市は95年3月、「公開すれば法人の利益を害する」として非公開を決めた。

日本たばこ産業は、訴訟に市長側で補助参加していた。

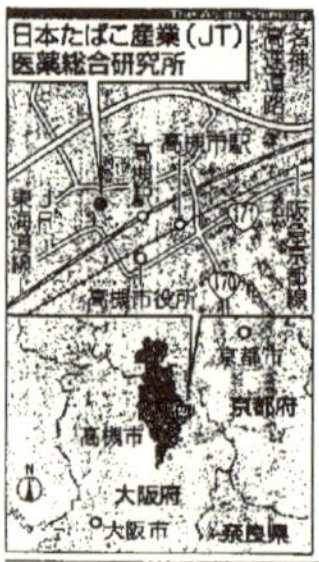

同様施設は千カ所

住民の多く詳細知らず

市民団体「バイオハザード予防市民センター」（事務局・千葉市）によると、公的機関や民間施設など国内のバイオ研究施設は約千にのぼる。しかし、いつ、どんな実験が実施されているのか周辺住民らにはほとんど知らされておらず、各施設の研究内容を一括して把握している機関もないのが現状だという。

同センター代表幹事の本庄重男・国立感染症研究所名誉所員（農学博士）は「ひとたび事故が起きれば、特に病原体を扱う施設は大変な事態を招く危険性があることを認識すべきだ。判決は、各研究施設に外部の目を届かせるうえで画期的な意味をもつ」と評価する。

奥本務・高槻市長の話　市の主張が認められず、残念だ。判決文を見てから適切に対処していきたい。

日本たばこ産業（JT）の話　私どもの主張が認められなかったのは非常に残念に思う。今後については判決の内容を検討し、市とも相談のうえ対処していきたい。

高槻JTのバイオ施設情報公開訴訟の控訴審判決を伝える新聞（『朝日新聞』二〇〇二年十二月二十五日付）

Q25 バイオハザードを防止する条例や住民協定はありますか？

住民とのトラブルを防止するために自治体で条例や指針を制定したり、住民とバイオ施設との間で協定が締結されたりしているそうですが。

一九六〇年代から七〇年代はじめにかけて公害問題が相次ぐ中で、公害防止に有効な法律が未だない状況で発生源の取り締まりや規制に取り組んだのは地方自治体でした。環境アセスメント、情報公開、公害防止などすべて国の法律に先行して地方自治体が条例などを制定し、一定の効果を上げてきました。その原動力は、公害防止と被害補償を求める根強い住民運動があったからですが、バイオハザード防止についても一九九〇年代に公害の未然防止と情報開示を求める住民運動の結果、自治体では条例や指針が制定されました。

全国で始めてバイオ施設に関する条例を制定したのは当時市内に遺伝子組み換え施設七カ所一三事業所が集中していた大阪府吹田市で、一九九五年「吹田市遺伝子組換え施設に係る環境安全の確保に関する条例」を施行しました。

この条例は、目的（第一条）に「遺伝子組換え実験に関する指針の遵守、環境安全協定の締結その他必要な措置を講ずる」とあるように、事業者に対し組み換えDNA実験指針の遵守と市への報告を定めたもので、違反した場合には市は是正勧告や事業者名の公表ができます。しかし、施設の立地や研究業務の規制はされず、市民への情報開示を事業者に対し求めるものでもないため、不十分さが残ります。

一方、事業者にDNA実験指針を守らせること、市としてDNA実験指針の遵守状況や環境保全対策を確認することは、DNA実験指針の不十分さ（→Q19）を少しは補うものとして意味はあります。

事実、二〇〇一年に大阪大学が未承認施設で組み換え実験を実施するという指針違反が発覚した時、吹田市は直ちに条例に基づき立ち入り調査を行ない、大阪大学総長に対し組み換え実験の中止などを求める勧告書を提出しており、大学側は「今後この施設で実験しない」などと回答し、責任者を文書厳重注意処分にしました。

指針については、神奈川県（先端技術産業立地環境暫定指針、一九九〇年）、横浜市（先端技術産業環境保全対策暫定指導指針、一九九一年）、

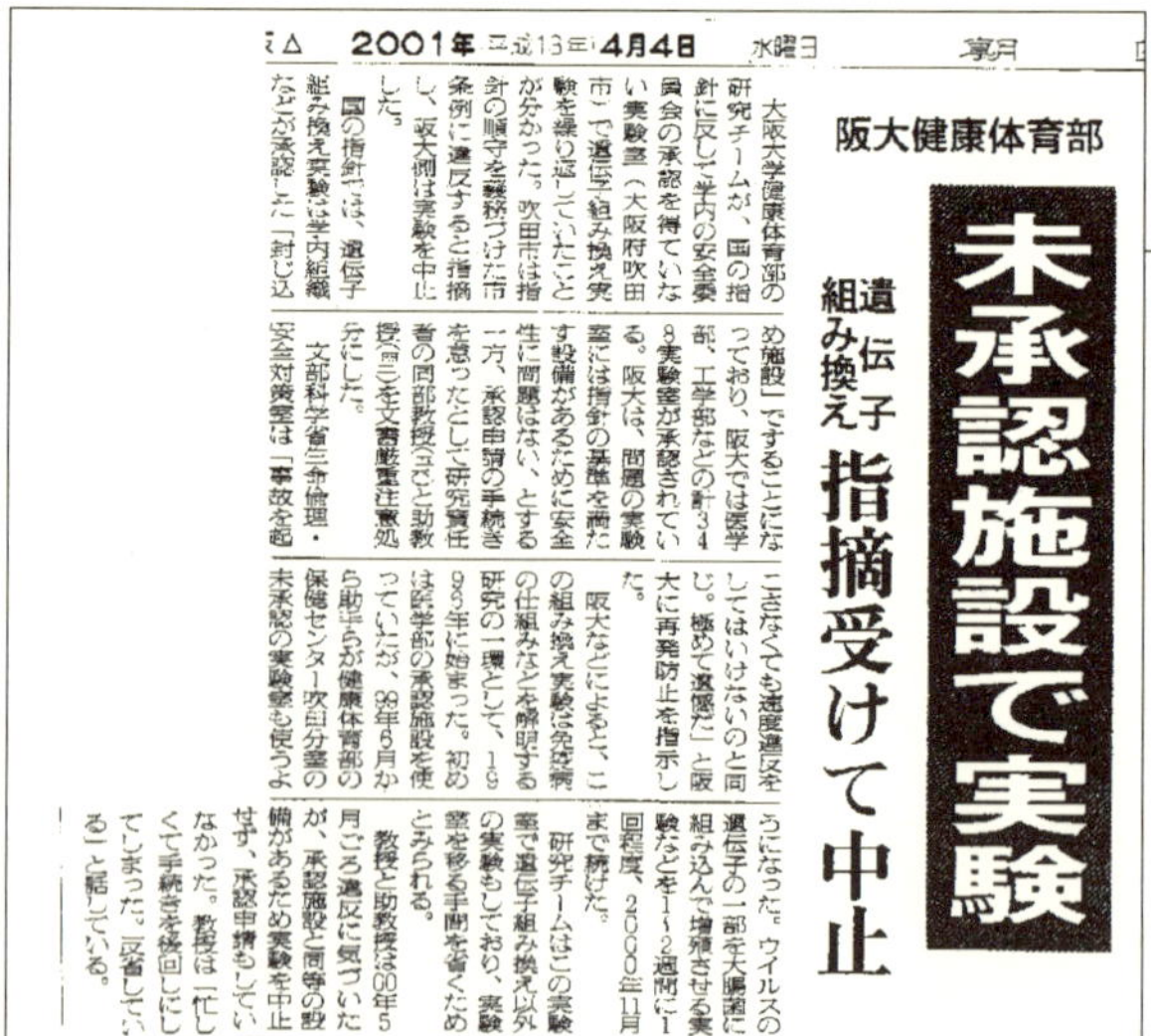

2001年（平成13年）4月4日 水曜日 朝刊

阪大健康体育部

未承認施設で実験

遺伝子組み換え 指摘受けて中止

大阪大学健康体育部の研究チームが、国の指針に反して学内の安全委員会の承認を得ていない実験室（大阪府吹田市）で遺伝子組み換え実験を繰り返していたことが分かった。吹田市は指針の順守を義務づけた市条例に違反すると指摘し、阪大側は実験を中止した。

国の指針では、遺伝子組み換え実験は学内組織などが承認した「封じ込め施設」ですることになっており、阪大では医学部、工学部などの計348実験室が承認されている。阪大は、問題の実験室には指針の基準を満たす設備があるために安全性に問題はない、とする一方、承認申請の手続きを怠ったとして研究責任者の同部教授（[illegible]）と助教授（[illegible]）を文書厳重注意処分にした。

文部科学省生命倫理・安全対策室は「事故を起こさなくても速度違反をしてはいけないのと同じ。極めて遺憾だ」と阪大に再発防止を指示した。

阪大などによると、この組み換え実験は免疫病の仕組みなどを解明する研究の一環として、1999年に始まった。初めは医学部の承認施設を使っていたが、99年6月から助手らが健康体育部の保健センター吹田分室の未承認の実験室も使うようになった。ウイルスの遺伝子の一部を大腸菌に組み込んで増殖させる実験などを1～2週間に1回程度、2000年11月まで続けた。

研究チームはこの実験室で遺伝子組み換え以外の実験もしており、実験室を移る手間を省くためとみられる。

教授と助教授は00年5月ごろ違反に気づいたが、承認施設と同等の設備があるため実験を中止せず、承認申請もしていなかった。教授は「忙しくて手続きを後回しにしてしまった。反省している」と話している。

大阪大学が未承認実験施設で組み換え実験を実施（『朝日新聞』二〇〇一年四月四日付）

川崎市（先端技術産業環境対策指針、一九九二年）、千葉市（先端技術環境保全指針、一九九四年）などが施行されています。

川崎市の指針では、遺伝子組み換え技術において生態系等、環境への影響について知見（ちけん）が乏しい生物が取り扱われる機会も多くなっている（「はじめに」）とした上で、①環境汚染、災害事故の未然防止を指針の目的とすること、②事業者の役割として、計画段階から未然防止を目的とする総合的な環境対策を講じ、地域の環境保全と市民合意の形成に努力すること、③そのために事業者は事前に自主管理マニュアルを作成するとともに、周辺住民への説明会を開催して計画に住民の意向を反映させること、などが規定されています。

千葉市の指針は、市内への遺伝子組換え施設の設置をめぐり、住民が条例の制定などを求めたために制定されたもので、その内容は川崎市の指針とほぼ同様です（巻末資料②参照）。

しかし、これらの指針は住民への情報開示について、施設設置前の段階ではある程度、保障してはいますが、実験業務開始後については保障してはいません。また、研究業務規制などを規定するものでもありません。

そこで、実験業務開始後の住民への安全性に関する情報開示や意見交換、研

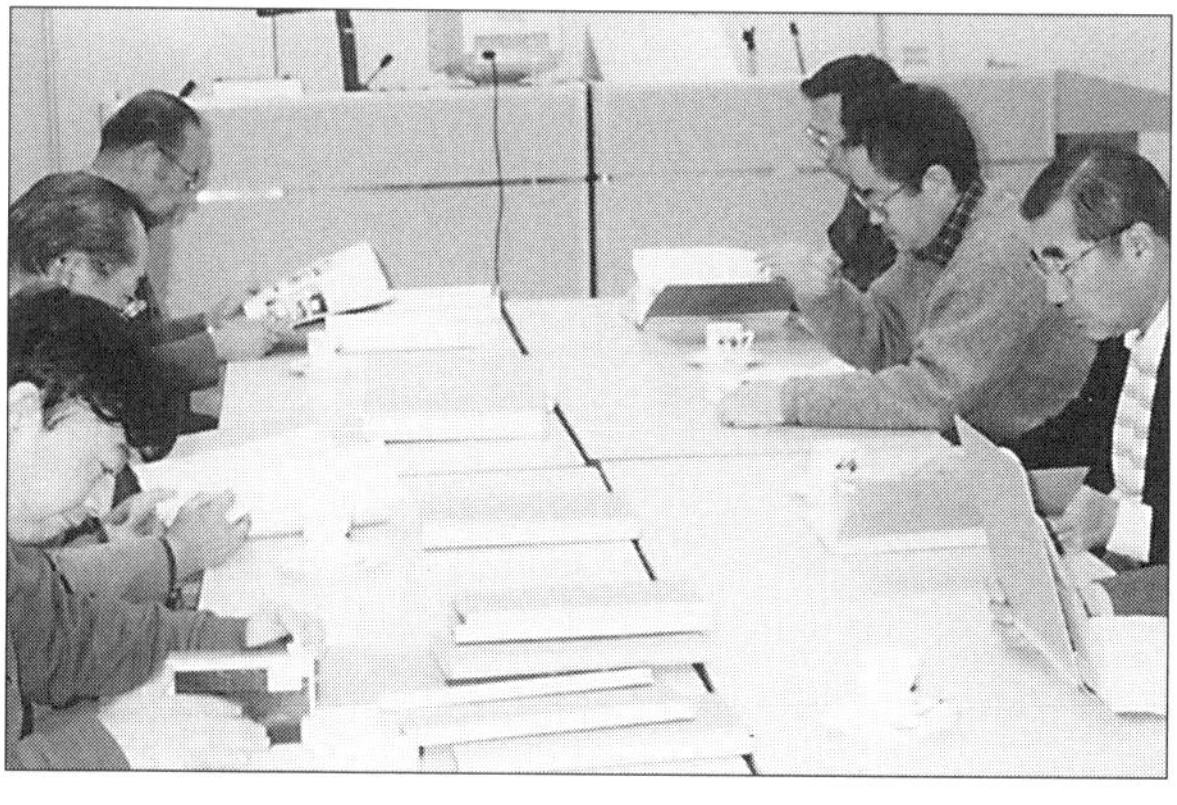

昭和電工総合研究所（千葉市緑区）で環境安全関係の書類を閲覧する住民側委員。九四年締結した環境安全協定に基づく八回目の協議会で（二〇〇一年三月）

究業務規制などを定めた住民と事業者間の協定が必要となります。

実際に締結された住民協定の例として、千葉市のバイオ施設事業者（昭和電工総合研究所）と地元町内自治会組織との間の「環境安全協定」（一九九四年）があります。

協定の目的は公害の未然防止、住民と事業者の協調（第一条）であり、年一回の定期の協議会の開催、一一項目の安全事項の報告、病原菌の取り扱いやP1を超える実験を行なわないことがあげられ、住民の立ち入り調査権なども明記されています。協議会は事業者側の職員と地元町内自治会の住民からそれぞれ七名ずつの委員で構成されます。住民委員は安全問題や建築の専門家などで構成され、常にバイオテクノロジー等の最新の知見に基づき意見を述べ、事業者側も妥当と判断した項目については前向きに取り入れています。協議会の内容はニュースなどで地域全域に知らされます。

これと対極にあるのが、東京都新宿区にある国立感染症研究所の「安全連絡協議会」です。密室の協議会で運営は感染研が行ない、一般住民には何が話されているのか知らされません。一〇名の委員のうち住民は七名といいますが、地元住民が選んだ委員ではなく、感染研の新宿への移転時に感染研と取引をした私的グループから選ばれています。したがって、この協議会では一般住民に対する責任（情報開示、説明責任など）については何ら配慮されてはいません。

なお、千葉市の住民協定内容はバイオ施設のみならず、産業廃棄物処分場などのあらゆる公害問題についても適用することができますので参考にしてください。（巻末資料③参照）

コラム⑩

先端技術研究所団地は地域活性化に繋がるか

——かずさアカデミアパークの散々な実態

東京湾横断道路の房総半島側の入り口にある木更津市の内陸部と君津市にまたがって、房総特有の丘陵地形を大規模に改変した三〇〇ヘクタール近い開発地が広がっています。世界トップレベルの先端技術産業の研究開発拠点を目指して一九八七年に始まった「かずさアカデミアパーク」の第一期事業計画の敷地です

用地買収に旗を振った千葉県は、それまで細々と農業利用していた山林に一ヘクタール当たり四億円の値をつけ、売却を望まない地権者には一ヘクタール当たり年間約五六〇万円の賃借料（一九九二年から六十年間）を示したといいます。こうしてかき集めた敷地の半分約一五〇ヘクタール二六区画が「日本版バイオバレー」を目指して民間のバイオ関連企業の用地とされました。

しかし計画から十五年を経過した二〇〇三年三月現在、施設建設はわずか二社、膨大な空き地が残されたままです。基盤整備やかずさDNA研究所建設費（約一五〇億円）などで一三〇〇億円（県負担分約五五〇億円）が投入され、さらに毎年約三〇億円（DNA研究所の運営費一八億円、大会議場・ホール施設維持費約七億円、地代の肩代わり分約六億円、公園整備他雑費一億円）が県財政の負担となっています。中核施設のDNA研究所は「ラン藻」のゲノム（全遺伝子情報）の読み取りなどで世界的な注目を浴び、目覚しい実績を上げたと宣伝していますが、研究成果はタダ同然で企業に提供されており、県も今のところ収入に結びつけるつもりはないと言っています。しかも、研究業務そのものは、製造業務と異なり地元雇用への影響も小さく、地場産業との結びつきも弱く、地域経済への波及効果に乏しいことは全国で展開されたテクノポリス構想で実証ずみです。

バイオテクノロジーの分野が国策として推進される中、地域の特性を考慮することなく、相も変わらずやみくもに外来企業の誘致で地域活性化を図ろうという発想から、全国各地で同様の「バイオバレー構想」が盛んです。千葉県は事業規模四〇〇～五〇〇ヘクタールを見込む「かずさアカデミアパーク」第二期計画の推進の方向性について変更はないと言います。背後に利権の巣窟（そうくつ）である「公共事業のしくみ」が見え隠れしています。

Q26 近くにあるバイオ施設について何かいい調査方法はありますか？

どんな取り組みもまず一人からはじまります。しかし、施設の安全管理の実態を把握するのは難しいと思われます。何かいい調査方法はありますか。

一市民の立場でできることは、たくさんあります。また、関係分野の専門知識がないからと敬遠することも間違いです。

バイオハザードの問題は、生物学、細菌学・ウイルス学のみならず、哲学、社会学、建築学、空調衛生工学、防災学、環境学、安全論、科学論、リスク論など幅広い分野を総合的、全面的に考えることが不可欠ですから、その意味では総合的視点や見識を欠いたスペシャリスト、例えば研究業務しか関心がないような研究者こそ門外漢といえます。家族や隣人を大切に思う気持ちと、他人任せにせず自らの頭で考え判断する姿勢を持つことが何よりも必要なことです。

調査にあたり必要なことはまず正確な情報を集めることです。そこで、現地に足を運び、立地条件、施設の規模などを自分の目で確認します。建設に着手していない場合でも計画の規模や工事期間、連絡先などを記載した「お知らせ板」が現地に立っていたりしますので、メモしたり写真を撮るなどします。次に、施設に関わる基本的なデータや安全対策に関する正しい情報を集めます。そのために事業者宛て要望書を提出しそれらの情報の開示を求めます。その場合、自治体を通して要望する方が有効なこともあります。自治体は本来地域住民の健康と安全に責任を持つ立場にあるからです。もちろん、自治体には対象施設に対する監督の姿勢やバイオ施設の安全性の知見について問いただします。

自治体や事業者の担当者と直接面談することも必要ですが、ここで大切なことは、自治体や事業者とのやりとりが記録に残るように文書で要望するとともに文書による回答を求めることです（一六九頁の要望書見本参照）。

もし、事業者が施設計画の概要や環境保全対策、環境データなどの情報の提供に難色（なんしょく）を示した時は、それが国や自治体など公的施設の場合は、情報公開法や情報公開条例に基づき開示請求します。民間事業者の場合でも、行政手続き上自治体がそれらの情報を入手している場合が多いですから、「人の生命、身体又は健康を害するおそれのある事業活動に関する情報」として開示請求をします。

二番目にそうして集めた情報を分析し整理することです。この時、各分野の専門知識を持つ人や市民団体などに協力・支援してもらうことです。できれば地域で一緒に取り組む仲間を見つけ、グループをつくります。分析した結果を下に、再度要望書を作成し、さらに詳細な情報を求めたり、疑問点を問いただします。市民団体リストや巻末資料のチェックリストなどをご活用ください。事業者に対し疑問点について話合いや内部見学を申し入れることも大切です。地域住民の理解や協力なしに事業活動を行なうことは困難な時代になりましたし、住民の厳しい監視は本来、事業者の健全な運営にとっても不可欠です。Q24で紹介した大阪府高槻市のJT（日本たばこ産業）のように地域住民を拒絶する例は稀でしょう。

三番目に、そうした取り組み内容はすべてオープンにし、住民に広く参加を呼びかけることです。講演会や勉強会の開催、自治体及び事業者との意見交換会や見学会、その他グループの活動など取り組みの内容を自分たちの広報誌やマスコミを通じて住民に知らせましょう。こうした開かれた活動を通じて住民

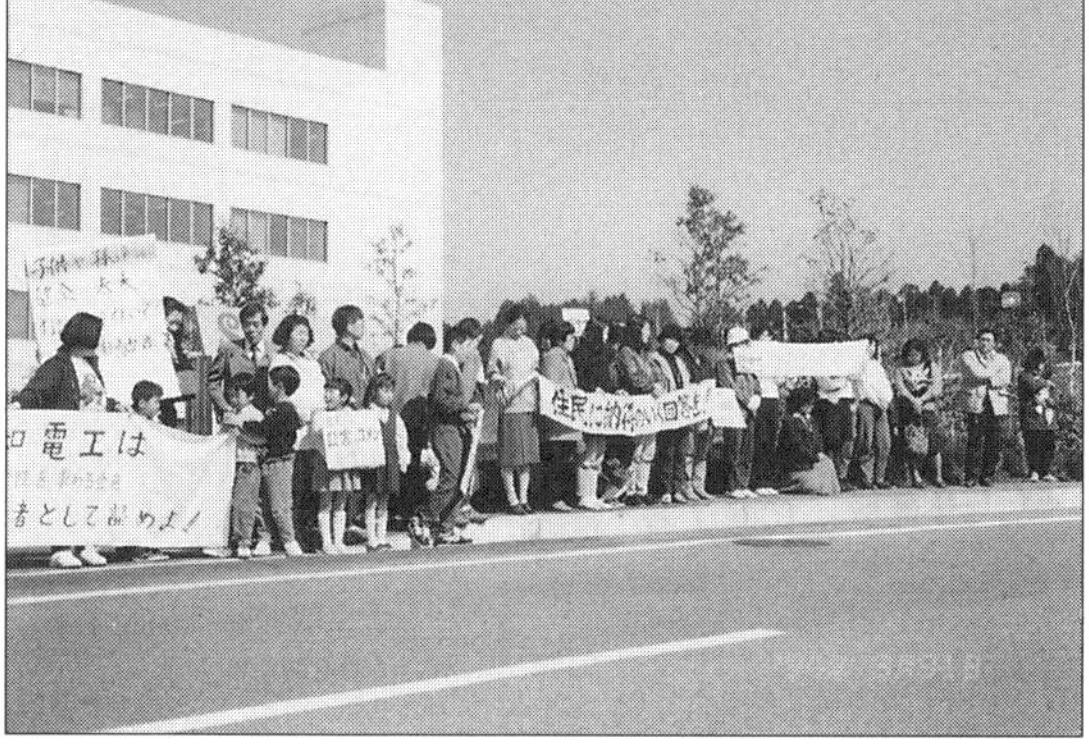

バイオ施設に反対する住民のデモ

のネットワークも広がり、それに伴い施設の安全性について多様な視点からの深い検討が可能となるのです。なお、必要な専門的な知見については、巻末の参考文献なども活用下さい。バイオハザード予防の運動は一人の自覚した市民の活動から始まります。

要望書の１例

＊市の姿勢を問うとともに市を通じて事業者に安全対策について問いただす内容です。

要望書

A市長　○○○○殿

貴職におかれては、以下のことについて適切な処置をとられますよう要望いたします。

○○○○年○○月○○日　　　　要望者　氏名（団体名）○○○○

連絡先　住所・電話番号

病原体、組み換えDNA、実験動物等を取り扱うバイオ施設は、周辺へのそれらの漏出により「生物災害」という新たな公害をもたらす危険があります。判例でも遺伝子組み換えを行う事業活動について「人の生命、身体又は健康を害するおそれのある事業活動」とされています（大阪高裁（行コ）第67号「文書非公開処分取消請求控訴事件」判決、02年12月）。

現在、○○（所在地住所）で建設中（又は計画中、実験業務中）のB（バイオ施設名）について、このBの業務が私たち周辺住民にとって絶対安全であると断言できるのかという疑問があります。

住民が不安なく安心して生活するためには、業務に伴う安全性とその対応の詳細を私たち自身が確認する必要があります。そこで、貴職はA市民の健康と安全に責任を持つ立場から、以下の点について至急に明確にし、できれば○○月○○日までに文書にて回答くださるよう要望します。

1　施設設置にあたり、Bの事業者は事前に以下のことを実施したのでしょうか、あるいは今後実施する計画はあるのでしょうか？

・環境アセスメント　・環境保全対策書の提出　・公害防止協定の締結

・住民説明会の開催　・住民との環境安全協定の締結　・その他研究業務に関する安全情報の開示

2　前項で実施した項目があれば、その内容の開示を求めます。また、今後とも実施する計画がなければその理由をご説明下さい。

3　国、○○県、A市におけるバイオ施設（病原体、組み換えDNA、実験動物等を扱う施設）に関連する法令、指導等の有無と有る場合の内容についてご教示下さい。

4　施設竣工後のA市としての監視・監督体制と内容についてご教示ください。

5　B施設の事業者に対し、B施設で予定（実施）している事業内容、安全性などについて、以下の点をご確認の上、開示いただきたい。

①　遺伝子組み換え実験の有無、有る場合はその詳細

②　病原体の取り扱いの有無、有る場合はその詳細

③　物理的封じ込め施設の有無、有る場合はそのレベル（Ｐ１～Ｐ４）とそれぞれのレベルでの実験内容

④　実験動物の取り扱いの有無、有る場合は種類と数、管理の詳細

⑤　ＲＩ（放射性同位元素）の取り扱いの有無、有る場合は種類と量、管理の詳細

⑥　排水、排気、毒劇物・危険物、廃棄物の種類と量、それらの管理の詳細

⑦　事業者及びB施設内における安全管理基準・体制の詳細

⑧　大地震、火災、停電、不注意による事故など緊急非常事態時の安全性と対策の詳細

以上

コラム⑪

バイオ施設はどこに建てればよいのですか

バイオ施設は人々の健康と福祉に貢献する活動をする限り、わたしたちの社会にとって当然必要なものです。しかし、バイオハザード予防の面からみて、それを設置する場所の選定は難問です。

そこで今一度、基本にかえって病原体による感染症を考えてみましょう。

そもそも病原体とその病原体に感受性をもつ宿主である人や動物、そして両者を結びつける環境（感染経路）といった三つの要素がなければ感染症はなりたちません。実際に感染の被害が生じるかどうかは、病原体が持っている病気をひきおこす力（毒力）と感受性宿主である人や動物の抵抗力（免疫力）との兼ね合いで決まってきます。例えば健康な人は、体の内外に普段から棲みついているごくありふれた細菌などの微生物が原因で病気になることはありません。しかし、何か別の原因で抵抗力が著しく低下している人の場合、自分の体内や周辺環境中に常在していて、平生は無害の微生物による感染が命取りになることがあるのはよく知られたことです。抵抗力の弱い状態の人にとっては、通常は病原体と考えられていないありふれた体内・外の微生物でさえ問題なのですから、ましてバイオ施設で取り扱っているいろいろな危険レベルの病原体は、どんなに微量であっても、深刻な問題を起こします。

病原体を取り扱っているバイオ施設で働く人たち（おおかた健康な成人集団）は、自分たちの施設の活動によって周辺に引き起こす恐れのあるバイオハザード問題を考えるとき、まず第一にこのことを銘記しなければなりません。施設周辺の一般社会は、バイオ施設の職場社会とちがって老人、乳幼児、妊婦、各種の病気療養中の人など、さまざまな健康状態の人たちで構成されているのです。

健康な人であれば問題にもならないほどの微量の病原体に暴露されただけで危険に陥ってしまう人たちも一緒に生活しているのが周辺社会であることを十分考慮して、バイオ施設の立地を検討すべきです。バイオ施設を運営利用する側の人間の都合だけで計画されてはなりません。

現代のバイオ施設の安全対策のひとつである「物理的封じ込め」の根幹であるペパフィルター（ＨＥＰＡ、高性能空気フィルター）による病原体の捕捉は、理論的にも実際的にも完全でないことが証明されています。つまり、病原体が排気中に漏れ出てしまうことは避けられないのです。しかも、いつどのような病原体がどの程度の量漏れ出ているのかを即時に検出する実用的技術は、今日どこにもありません。原発の放射能漏れを二十四時間監視できる検出器に相当するような微生物のモニター装置は未だ実現していないのです。

排気中に漏れ出た病原体はその後どのような経過をたどるでしょうか。捕捉されないで漏出した病原体は、ふつう太陽光線のなかの紫外線による殺菌作用にさらされます。施設から漏れ出た病原体は周辺の感受性ある人に到達するまでの間に、十分な太陽光線（紫外線）を浴びて殺菌されることが必要です。世界保健機関（ＷＨＯ）がバイオ施設からの排気の再利用を禁じたうえでそのような施設を病院や住宅地の近くに建設しないよう勧告しているのはこうした理由からです。

とにかく、バイオ施設を一般社会からなるべく離して建設することが重要です。しかし、住宅地から離れた土地であっても水源近くに建設することはこれまた問題です。病原体による水系の汚染は、近隣の環境や住民の甚大な被害につながります。しかも、いつ発生するか予知もモニターもできないバイオハザードから水源をどう守るかは、実際にはきわめて難しい問題です。

病原体を取り扱っているバイオ施設からは、排気、排水を介して病原体がたとえ微量であれ漏れているとみるべきです。しかもその施設の重要な構成部分の一つである感染動物施設では、空調装置が昼夜休みなく運転されていますから病原体の漏出も二十四時間常時継続していると言えます。施設内部で病原体の実験に従事している各研究者は自分が取り扱う病原体に感染しないようにその実験中は最大の注意を払っています。しかし、施設周辺の住民は、いまこの瞬間どんな種類の病原体実験が行なわれているか、したがっていまこの瞬間に漏れ出ている病原体が何かは一切知ることができないまま、いつも感染の危険にさらされていると言えます。

では、病原体取り扱いのバイオ施設は一体どのようなところに建設したらよいでしょうか。

バイオハザード予防を願う研究者の中には、施設建設の候補地として埋立地を挙げる人がいます。施設の近くに一般住宅がないならば確かに埋立地は検討に値するでしょう。もっと厳しい意見があります。とりわけラッサ熱、マールブルグ熱などの国際伝染病の研究施設や病原体の遺伝子操作を考慮すれば、無人の離島に建設することが現在もっとも適当であるというものです。島を利用した施設の例が現実に米国にあります（ニューヨーク近郊、ロングアイランド北端近くのプラム島)。

施設建設の計画にあたっては、必ず環境影響評価がなされねばなりません。この評価は具体的に複数の候補地を挙げてその評価を問うものです。大事な点は関係するすべての情報が公開されることと、その土地の生活者住民とりわけ体力的に弱い人たちの合意が必要です。情報が公開されないままの強引な合意取り付けは問題外です。

大地震などの災害時にもバイオハザードは発生する可能性があります。阪神大震災のときの痛ましい教訓から、既存の施設を含めてすべての建物の耐震性について早急の見直しが迫られました。施設内外の設備の崩壊を始めとする細かい破壊・故障が実際にたくさん報告されています。たとえわずかなひび割れが入っただけでも「物理的封じ込め」の根幹である空気フィルターによる病原体捕捉は機能不全となり、病原体がそのまま一気に放出される危険な事態になるわけです。

それゆえ、施設の立地は、そのような緊急事態に遭遇した場合であっても放出されてしまった病原体が周辺の人々に到達するまでの間に外界の天然の殺菌機構(紫外線)に十分さらされることの期待できる地理的条件が確保されるべきです。

二〇〇一年九月十一日、ニューヨークでテロリストの操縦するジェット旅客機が貿易センタービルに激突し、ビルが崩壊しました。この凄惨なテロ事件は、市街地にバイオ施設を建設することの危険性をあらためて想起させました。原発が攻撃されたら最悪の場合、実質的に核爆弾爆発と同じことになります。ですから原発を住宅市街地に建設することはできません。同様に病原体のバイオ施設が攻撃されて「物理的封じ込め」が瓦解(がかい)し、病原体が放出されたら大惨事になります。一発の砲弾が打ち込まれることで「物理的封じ込め」の機能は瓦解してしまい、周辺で感染・発症が次々に発生すると考えねばなりません。

現代の危機管理はこんなことまで考えておかなければなりません。この点からもバイオ施設の立地は慎重に検討されなければならないのです。立地の適正こそがバイオハザード防止のための最も基本的で不可欠な前提条件です。

Q27 私たちはバイオハザードを防止するためにどうしたらよいのでしょうか？

バイオテクノロジー推進の巨大な流れを感じます。その流れに対抗するために私たちは日常的にどのような取り組みをすればよいのでしょうか。

今日喧伝（けんでん）されているバイオテクノロジーは健康や生態系への害など安全性の観点から多くの問題点を抱えるとともに、有効性にも欠陥の多い技術です。しかし、そうした問題点を科学的に充分に分析することもなく、バイオ産業の育成が国策として進められています。その中で働く研究者や技術者の多くも、バイオテクノロジーの社会的価値や安全性などの公共的な課題について市民的視点から科学的に考えることを放棄しているようです。

また、わが国には、病原体の取り扱いやバイオ施設の立地等に関する規制法がなく、遺伝子組み換え実験について単なる助言に過ぎない「指針」があるのみです。したがって、誰でも容易に病原体を保有し取り扱うことができます。

しかも、今どこでどんな実験が行なわれているかという実態を国や自治体はほとんど把握していませんし、施設の周辺住民には知らされていません。そうした構造の中で、バイオハザードを防止するポイントとして前章まで述べてきたことを整理すると次の五つが挙げられます。

まず第一に、住まいの近くにバイオ施設があるかどうかを確認し（巻末のバイオ施設所在地リスト参照）、ある場合はその実態を調査します（→Q26）。

第二に、前項の取り組みを進める中で、市民や市民団体、市民的立場に立つ専門科学者・技術者とのネットワークを広げます。バイオテクノロジーの安全性問題は総合的な分野にわたる知見が求められますし、次項の条例や指針の制定などの取り組みには数の力も必要となります。

第三に、事業者に地域住民に対する説明責任を果たさせ、情報公開を保障する条例や指針の制定および事業者との住民協定の締結に取り組みます。（巻末資料②③参照）これにより住民監視の中にバイオ施設を置きます。

第四に、こうした取り組みを踏まえ、無法状態を解消するため、病原体等実験施設規制法の制定に向けて取り組みます（巻末資料①参照）。

法では、以下の項目を定めます。

・バイオ施設の立地規制

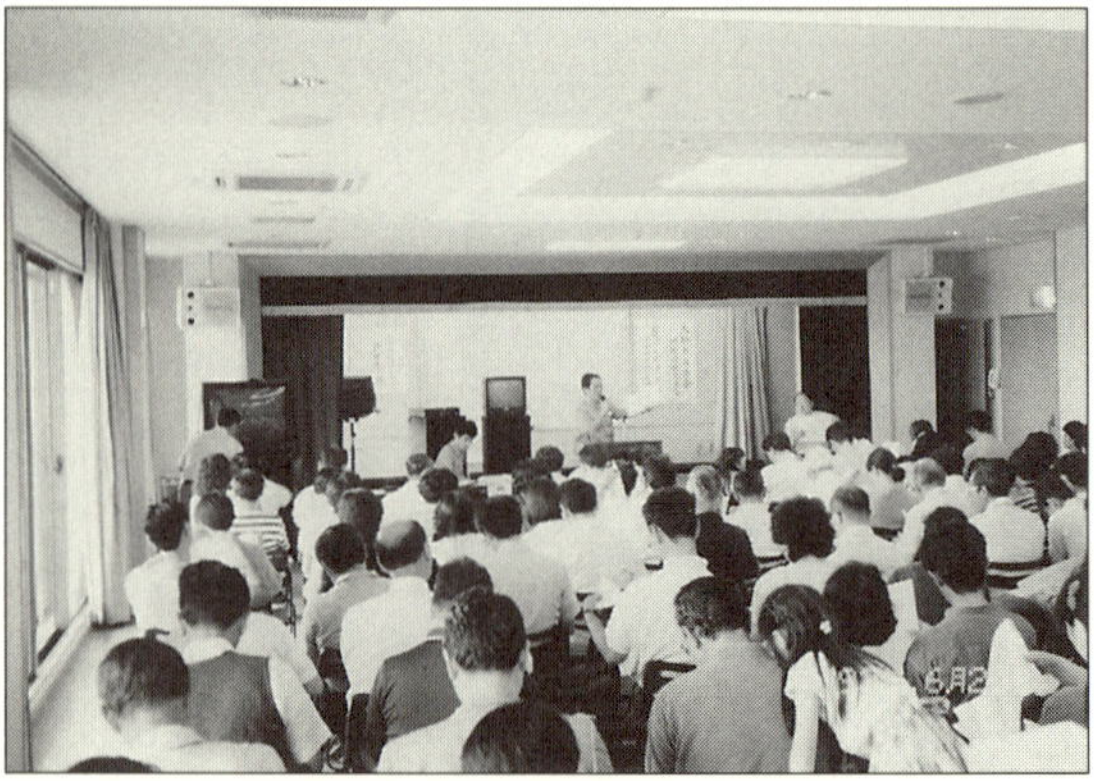

大事な市民の関心

・バイオ施設設置と実験実施に関する国への届出及び認可制度
・設置前の環境影響評価と事前の住民同意
・国の所管当局に審査、点検、安全確保することを任務とする機関を設置すること
・国及び各機関の「緊急時策定計画」の策定
・国及び各自治体による施設への査察制度
・バイオ施設の全職員に研修の義務付け
・各施設の事故の報告義務
・届出情報の公開
・罰則と損害賠償

第五に、以上の取り組みにあたっては、自分自身や大切な家族の生命や健康に関わる問題は、事業者や行政官僚、専門家、有力者等だけにまかせず、自分自身で総合的かつ科学的に判断するという姿勢を貫くことです。

要するに、バイオ施設に関する法制化とともに、生命、自由及び幸福追求の権利を自らの努力によって守ろうとする市民と市民の立場にたつ専門家とのネットワークの形成が、バイオハザード防止のためには不可欠です。

コラム⑫

安全性を真に保障する新たな社会システムの構築を

——社会権のジレンマをとおして

1　薬害事件とその構造への問い

あの「薬害エイズ事件」の時に明らかになった厚生労働省（旧厚生省）の権力犯罪的体質は、歴史を繙けばすぐわかるように、はるか何年も昔にその根があります。サリドマイド事件、スモン＝キノホルム事件、インフルエンザワクチン・種痘・三種混合ワクチンなど数種の予防接種禍、等々と、行政官僚の責任が絡む薬害事件は何度も繰り返されてきました。

それらの被害は様々ですが、背景となる事件の構造は、大量生産＝大量販売による利潤確保を急ぐ製薬企業の論理とそれを追認する厚生官僚の癒着という点で共通しています。安全性を無視または軽視した製造許可や承認がなぜ行なわれ、どのようにそれらの被害が生じたのでしょうか。その解明がなされる度に企業と官僚の癒着構造が指摘され、その度にお詫びや反省が促されました。「薬害は、二度と繰り返さない……」「悲惨な被害を再び発生させることがないよう、最善最大の努力を重ねる……」といった厚生官僚の言葉を、国民は何度聞かされてきたことでしょう。

個々の事件の真相を徹底的に解明し責任の所在を明らかにする作業には、被害の立証、責任の根拠、救済のあり方や制度の確立、という具合に幾つものハードルがあり、その一つひとつには反論や反駁、時には誹謗や中傷、差別までが付きまとい、被害者や原告関係者は大変な苦労を強いられてきました。その「生命を守る運動」は、平安な暮らしを支える大きな礎となっており、目には見えませんがその重要さは今も決して薄れてはいません。

しかし、ここでいま一つ問われなければならない大切なことがあるように思います。

それは、なぜそれらの教訓が生かされず、このような事件が何度も繰り返されるのか、なぜ国民の生命と健康を守ることに重大な責任を有する行政官僚が、素直に国民（被害者）の立場に立てず、企業の犯罪的姿勢に加担することになってしまうのか、ということです。

事件を生み出す構造が変わらない限り同じような事件はまた起こり得るし、いつまでも国民の権利や真の安全は保障されないということになります。現代社会の〝安全性〟の問題を考えるには、どうしてもこの問いを避けて通ることはできないでしょう。

2 社会的権利要求運動にみられるジレンマと国家のしくみ

激しい市場競争の不確実性の中におかれ、そのうえ最低限の生活の安全を守る社会基盤さえ貧弱なこの国で、「人間の権利」を具体的に実現していくには、憲法で保障されている生存権や生活権を根拠として、一つひとつの課題やテーマごとに、多くの国民の力を結集し、社会的権利の獲得に向かう必要があります。

しかし、そうした社会運動の苦労によって仮に政治的妥協や譲歩を引き出せたとしても、それは国家・官僚の組織原理を変えることなく、むしろそれを強化・拡大する方向に動くのではないか、という大きな問題（ジレンマ）が生じてきます。

「官」の組織は巨大な階層構造をしていますから、社会の制度化・行政化は、諸々の社会的な活動が縦の官僚システムの中に組み込まれて行くことを意味します。それは、社会的資源の分配をめぐる新たな事務的・技術的問題を生みます。そのことによって官僚組織はさらに強化され社会への関与を一層強めて行くことになるのです。この官僚の関与主義は、一方では国民の不満や反感を買いつつも、他方では「官」への依存と従属という精神構造を作り上げ、この国の組織原理（行政統治の中央集権的スタイル）を固定化する役割を果たしてきました。

いろいろな事件が起こる度に国家や行政の「責任」が絶えず追及されてきましたが、人事が多少変わったとしても行政の組織や関与主義には全く影響がなく、マスコミの激しい行政批判も多くはその強化と拡大を促しただけでした。戦時動員体制下でつくられた中央集権的官僚機構が現在もなお生き続け、益々拡大されてきたという戦後日本の歴史の中にそのことの証明があるように思われます。

この資本主義市場社会にあって「健康で文化的な最低限度の生活を営む権利」を具体的に実現させるためには、与えられた市民的権利や政治的権利をフルに使って、社会的資源の分配を国家・行政に要請し義務づける強力な社会運動がどうしても必要です。国民の側の強力な運動なしには、分配の権利としての社会権を拡充することはできません。

しかし、それはまた、官僚機構をより巨大化させ、国民をより従属的な縦の関係の中に陥れ、無力化して行くことにもなり兼ねないのです。

3　社会権のジレンマを克服し真の安全性を確立するために

こうした社会権をめぐるジレンマを克服するにはどうすれば良いのでしょうか。当然、ここには日本という特殊性（とりわけ近代日本の資本主義形成の特殊性）もあって、ヨーロッパなどの教訓を単純に引き写せばいいというわけにはいきません。

ヨーロッパのように、自覚的な〝市民〟が台頭し、国家の責任において市場競争社会に強い統制力を発揮させ、それ相応の福祉国家を形成した後に矛盾が生じ新たな改革を開始した国々と、同じ「先進国」とはいえ、いまだに国民の生命や生活を犠牲にして産業資本の育成ばかりを優先させているこの日本とを、単純に同一視することはできません。現代日本は、過去のゆがんだ近代化の歴史を引きずりながら、本来の福祉国家を建設する課題と、福祉国家の矛盾を乗り越える課題とを、同時に抱えていると言えます。これからは、この両方の課題を視野に入れた新たな社会運動を展開しなければなりません。

これからの運動にまず求められることは、企業や行政に対抗し得る新たな「市民集団」を構築することであると思います。

いろいろな事件が起こる度に、その責任を追及する運動が起こされてきましたが、それはそれ自体として大変重要な意味をもっているということは冒頭でも述べたとおりです。しかし、それだけでは、薬害事件をはじめとする諸々の事件を起こす構造はむしろ強化され、悲惨な事件が繰り返される土壌はそのまま温存されるということにもなり兼ねません。

これからは、企業や国家行政の情報操作に振り回されない、自立的な考えや意見を有する市民運動の育成が欠かせません。そうした市民が主体的に社会の諸々の仕組みをチェックし、政策の立案や決定のあらゆる段階に参画できる社会の構築が必要不可欠になるでしょう（もちろん、その実現のためには、現在の情報公開やＮＰＯの問題、さらにはグローバリゼーションや自治・分権化の問題、等々、いくつも検討しなければならない課題がありますが）。

私たちの「安全性」の考え方の一つの結論は、市民の良識と対話に基づく真の市民社会の構築をめざす運動がとても重要である、ということです。

コラム⑬

SARS：突発するバイオハザードの典型

二〇〇三年二月中頃から、中国広東省辺りに始まり香港を中継地にして、新型の肺炎の流行が突発し大問題になっています。その流行は四月に入り世界的規模のものとなった模様で、すでに患者数は二〇〇〇人を越え、死者の数も一〇〇名を突破したと報ぜられています。

世界保健機関（WHO）は、病名を重症急性呼吸器症候群（SARS）とし、流行状況の把握と原因究明や予防・治療体制の確立のための国際的協力を呼び掛けています。日本政府も新しい感染症としてこの病気を重視する姿勢を示しています。

この流行は、文字通りバイオハザードの突発出現例と言えます。

第一に、病原体が未だ確定していません。バイオテロや生物兵器戦争でも病原体の確認は容易でありません。現段階で有力な見解は、WHOが主張する新型コロナウイルスです。コロナウイルス科のウイルスには、従来からヒトで風邪の原因と認められてきたウイルス種以外に、各種の動物（ネズミ、イヌ、ネコ、ブタ、鳥類等）にさまざまな病気を起こすウイルス種も含まれていますので、元来動物のウイルスであったものがヒトに激しい症状を起こすような方向に変異して新種となったことは十分考えられます。

第二に、今日までの流行の拡がり方を見ると、ヒトからヒトへウイルス粒子をふくむ塵埃や飛沫を吸入して感染している可能性が大きいようです。この点でもコロナウイルス原因説はうなずけますが、とにかく人々の知らぬ間にどんどん感染が拡がっているわけで、バイオハザードの脅威をまざまざと見せつけられる思いがします。

第三に、予防ワクチンは勿論のこと的確な治療法が見当たらないという点でも、バイオハザードと同類です。まずは一般的な対症療法を試みるしか術が無いわけです。

第四に、未だ病原体が確定していないので、標準病原株や抗血清を手にいれることができません。ですから、的確な病原学的診断はできません。大雑把な臨床診断の結果に基づいて、まず何よりも“予防原則”に則って対処すべきです。この点も今回のSARS流行がバイオハザードの典型例であることを示しています。

この流行の発端状況については、残念ながら、中国衛生当局が情報を秘匿しているせいか、ほとんど不明のようです。中国のどこかで家禽や野生動物で類似の感染症流行がみられたかとか、遺伝子組み換え実験施設でコロナウイルスの遺伝子操作をしていたところはないかとかも含めて、一刻も早く関連情報を中国衛生当局が細大洩らさず公表することが、この問題の解明にとり重大なポイントであると思われます。

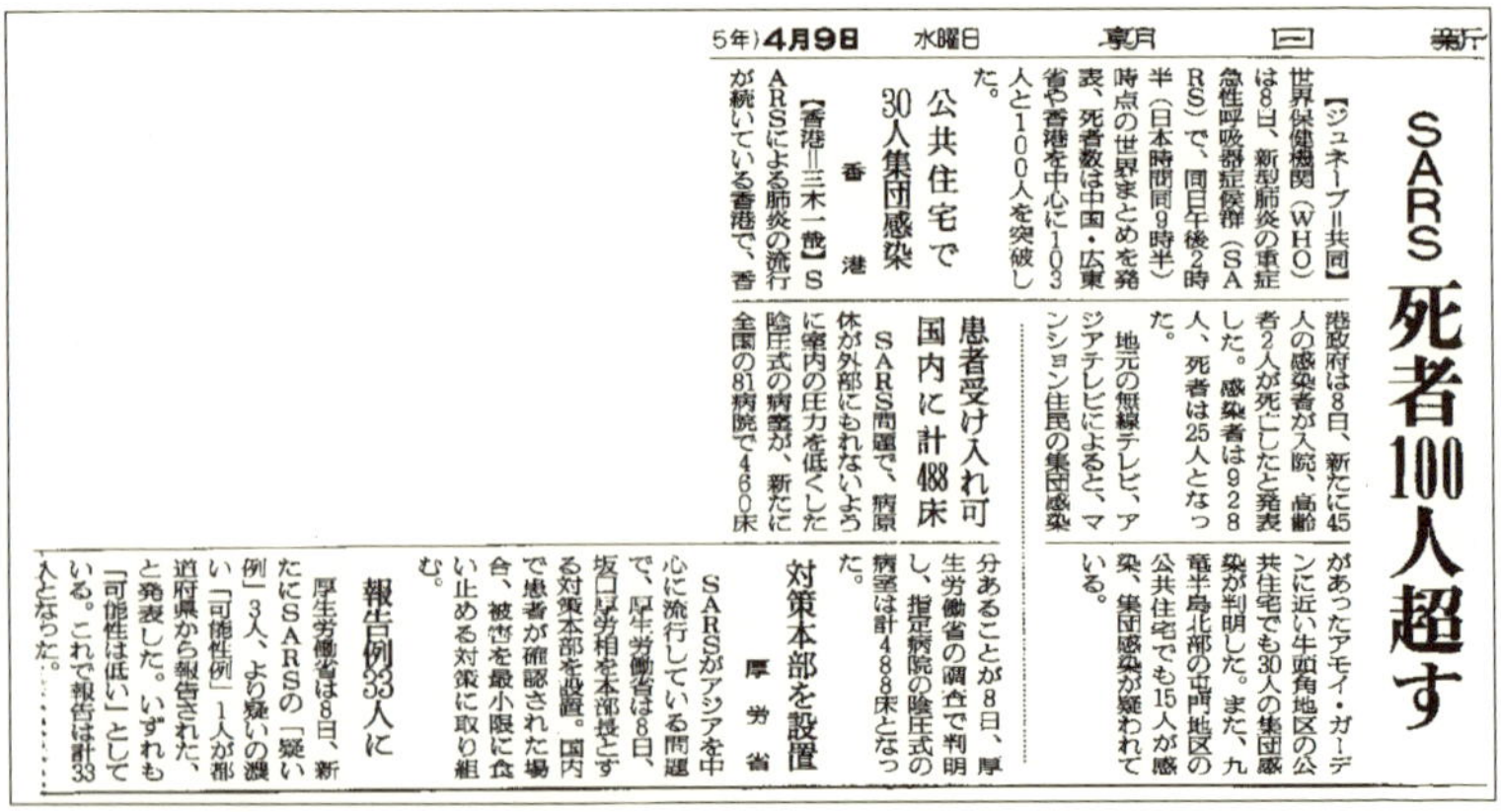

5年）4月9日　水曜日　朝日新

SARS 死者100人超す

【ジュネーブ＝共同】世界保健機関（WHO）は8日、新型肺炎の重症急性呼吸器症候群（SARS）で、同日午後2時半（日本時間同9時半）時点の世界まとめを発表、死者数は中国・広東省や香港を中心に103人と100人を突破した。

公共住宅で30人集団感染

香港

【香港＝三木一哉】SARSによる肺炎の流行が続いている香港で、香港政府は8日、新たに45人の感染者が入院、高齢者2人が死亡したと発表した。感染者は928人、死者は25人となった。

地元の無線テレビ、アジアテレビによると、マンション住民の集団感染があったアモイ・ガーデンに近い牛頭角地区の公共住宅でも30人の集団感染が判明した。また、九竜半島北部の屯門地区の公共住宅でも15人が感染、集団感染が疑われている。

患者受け入れ可 国内に計488床

SARS問題で、病原体が外部にもれないように室内の圧力を低くした陰圧式の病室が、新たに全国の81病院で460床分あることが8日、厚生労働省の調査で判明し、指定病院の陰圧式の病室は計488床となった。

対策本部を設置

厚労省

SARSがアジアを中心に流行している問題で、厚生労働省は8日、坂口厚労相を本部長とする対策本部を設置。国内で患者が確認された場合、被害を最小限に食い止める対策に取り組む。

報告例33人に

厚生労働省は8日、新たにSARSの「疑い例」3人、より疑いの濃い「可能性例」1人が都道府県から報告された、と発表した。いずれも「可能性は低い」としている。これで報告は計33人となった。

SARSの被害を伝える『朝日新聞』2003年4月9日付

プロブレムQ&A

VI

資料

資料①

病原体等実験施設規制法の試案（バイオハザード予防市民センター提案）

（前文）バイオテクノロジーの進展は、その研究・実験・実用化に伴う病原体の漏出、新奇微生物の作出・漏出、その他の危険物質の作出・排出等により、人の生命、健康に対する危害と環境への有害な影響の可能性を極度に増大させている。本法は、この危害と有害な影響を未然に防止し、人の安全と環境の保全を確保するため、バイオテクノロジーに関連する病原体等実験施設の規制の基本を定めるものである。

第1章　総則

第1条（目的）

この法律は、病原体等実験施設の設置・運営に対する規制の基本を定め、人の生命、健康に対する危害と環境への有害な影響を未然に防止することを目的とする。

第2条（基本理念）

すべての人は、バイオテクノロジーから危害を受けることなく生活し、バイオテクノロジーの有害な影響から環境を保護し、安全の証明されない病原体等実験施設に対しては、その運営の中止を求める権利を有する。

国及び地方自治体は、病原体等実験施設の設置・運営に伴って生じる人の生命、健康、環境に対する危害と環境への有害な影響を未然に防止し、またその危害と有害な影響が生じた場合には、被害者の救済及び環境の修復のため、可能なあらゆる措置を講じるものとする。

病原体等実験施設の設置者及びバイオ事業者は、人の生命・健康に対する危害と環境への有害な影響を未然に防止する責任を負う。

第3条（定義）

この法律において、次の各号に掲げる用語の意義は、それぞれ当該各号の定義による。

1　バイオ施設―病原体実験施設及び遺伝子組み換え施設
2　バイオ実験―病原体実験及び遺伝子組み換え実験
3　バイオ事業―バイオ実験その他のバイオテクノロジー関連の事業
4　バイオ事業者―バイオ実験を行なう施設の管理責任者
5　ＢＳＬ（バイオセーフティレベル）１、ＢＳＬ２、ＢＳＬ３、ＢＳＬ４―取り扱う病原体等の危険度に応じた実験室の安全対策の度合による各等級

第2章　バイオセーフティ委員会

第4条（バイオセーフティ中央委員会の設置・構成）

厚生労働大臣所轄の下に、バイオセーフティ中央委員会（以下、委員会という）を置く。

委員会は、バイオ施設の設置、運営における安全性を審査し、点検、安全を確保することを任務とする。

委員会は、次の委員をもって構成する。

1　微生物学、遺伝学、衛生学、生態学、安全工学の各分野の専門家委員　一〇名

2　住民を代表とする委員　一〇名

3　産業界を代表する委員　五名

委員の任期は四年とする。ただし、補欠の委員の任期は、前任者の残任期間とする。

委員長は、住民代表から選出するものとする。

第5条（委員の任免）

専門家委員は、各分野に対応する学術会議の部会の指名により、産業界を代表する委員は業界団体の指名により、住民代表委員は、市民団体の指名により、厚生労働大臣が任免する。指名を行う業界団体及び市民団体の母体は全国の団体から成るものでなければならない。

厚生労働大臣は、委員が心身の故障のため職務の執行ができないと認める場合、又は委員に職務上の義務違反その他委員たるに適しない非行がある場合には、指名母体の請求により、その委員を罷免する。

第6条（機関内バイオセーフティ委員会とバイオセーフティ管理者）

それぞれのバイオ施設は、独自に機関内バイオセーフティ委員会を設置するとともに、バイオセーフティ管理者を一人置き、各施設の安全の確保に努めなければならない。

なお機関内バイオセーフティ委員会には外部の専門家と周辺住民代表をそれぞれ二名加えなければならない

第7条（安全基準）

委員会は、WHOの国際基準と我が国の実情に従ってバイオテクノロジーに関する安全基準を定める。

第8条（施行法）

委員会に関しては、この法律のほか、施行法で別に定める。

第3章　バイオ施設設置に関する規制

第9条（バイオ施設設置の場所）

BSL2以上の実験室を有するバイオ施設は、病原体等の漏出事故による被害を避けるために、住宅地及び一般住民の生活圏から十分に離れた場所に設置しなければならない。

第10条（バイオ施設設置の申請）

バイオ施設を設置しようとする者は、次の事項を書面で、施設

の操業開始予定日より一年以上前に、厚生労働大臣に届出し、施設設置を申請しなければならない。

1　設置者の住所及び氏名

2　施設の名称と設置場所

3　バイオ施設の実験室の安全度による等級（P1、P2、P3及びP4）及び各実験室数

4　バイオ施設設計図

第11条（環境影響評価報告書の提出）

BSL2、BSL3及びBSL4のバイオ施設の設置者は当該施設の環境影響評価に関する報告書を施設の操業開始予定日の一年以上前に委員会に提出しなければならない。この環境影響評価に関する報告書は国民に自由に縦覧されるものとする。

バイオ施設の環境影響評価については、施行法で別に定める。

第12条（公聴会）

P2、P3及びP4のバイオ施設の設置に際しては、委員会は環境影響評価報告書に基づく審査を行うべく事業開始の一年以上前に当該施設の設置に関する公聴会を開かねばならない。

公聴会の実施については、施行法で別に定める。

第13条（バイオ施設設置の許可）

第9条による申請があった場合には、厚生労働大臣は環境影響評価報告書と公聴会の結果に基づく委員会の審査により、安全基準を満たしていることが証明され、住民の同意が得られた場合にのみ、これを許可する。

委員会の審査は、施設建設開始予定日までに終了するよう努めるものとする。

厚生労働大臣は、申請の許可、不許可を申請者に書面で通知する。

第4章　バイオ実験及び病原体の管理に関する規則

第14条（病原体の危険度分類と安全確保の指針）

委員会は、病原体の危険度分類と、それに対応する安全確保の指針を定める。

第15条（バイオ実験の許可申請）

バイオ事業者は、BSL1及びBSL2の等級の実験の実施については、実験開始予定日の三〇日以上前に次の事項を記載した書面により、厚生労働大臣に届出をしなければならない。BSL3及びBSL4の等級の実験の実施については、実験開始予定日の九〇日以上前に次の事項を記載した書面により、厚生労働大臣にその許可を申請しなければならない。

1　バイオ事業者の住所及び氏名

2　バイオ施設の名称及び所在地

3　実験実施者の住所及び氏名

4　実験課題と実験の目的

5　実験で扱う病原体、その供与体及び宿主―ベクター系並びに

実験動物

6　実験と、安全確保の指針との関係

第16条（バイオ実験の許可）

前条による申請があった場合には、厚生労働大臣は委員会の審査により、その計画が安全確保の指針の定める要件を満たしていることが証明された場合にのみ、これを許可する。

委員会の審査は、実験開始予定日までに終了するよう努めるものとする。

厚生労働大臣は、申請の許可、不許可を申請者に書面で通知する。

第17条（病原体の管理）

バイオ事業者は、第13条の指針に従い、病原体が施設外に漏出することのないようにこれを管理しなければならない。

バイオ事業者が病原体を施設外の者に供与するさいは、委員会の許可を受けるものとする。病原体の輸出入に際しても、同様とする。

保管中の病原体についてはその種類、株名、保管方法、保管量、保管場所、保管責任者名等を明記したリストを常備する。

第18条（委員会の強制権限）

委員会は、バイオ施設及びバイオ実験その他のバイオ事業における安全性を確保するため、予告なしに施設の立ち入り検査をし、質問を行い、関係書類その他の資料の提出をバイオ事業者に命じることができる。

第19条（業務停止・改善命令、施設閉鎖命令）

委員会は、安全基準及び安全確保の指針に反するバイオ施設の事業者に対しては、業務を停止し、相当な期間を定めその改善を行うよう命じることができる。

委員会は、前項の命令を履行しない施設については、バイオ事業者にその施設の閉鎖を命じるものとする。閉鎖命令に違反した者も同様とする。

第20条（緊急事態対策）

バイオ事業者は、その施設の位置する地方自治体と協議して緊急事態対策を策定し、これを記載した文書を公表しなければならない。

第21条（事業者の無過失責任）

バイオ事業者により、他人の生命、健康を害するか、もしくは汚染・毀損し、又は生態系環境を破壊した者は、これによって生じた損害を賠償する責任を負う。

破壊した生態系環境は、これを修復するよう努めねばならない。

第5章　情報公開

第22条（届出情報の公開）

バイオ事業者が厚生労働大臣に届け出た事項は国民に公開することができる。

厚生労働大臣はバイオ施設の届出書に基づいて登録簿を作成し、これを国民に公開しなければならない。

第23条（企業秘密の保持）

バイオ事業者は、自らの競争上の地位を損なわないようにするために、厚生労働大臣に届け出た事項の一部を秘密にすることができる。その際には、委員会は届出者と相談し、どの情報を秘密にできるかを決定し、その決定を届出者に通知するものとする。しかし、次の事項は秘密にすることはできない。

1　施設の設置者の氏名と住所および施設の所在地
2　実験の目的
3　扱われる病原体名及び遺伝子組み換え生物名
4　緊急時の対応の計画

第6章　罰則

第24条

第13条の許可なくバイオ施設を設置した者は、三年以下の懲役もしくは禁固、又は一〇〇万円以下の罰金に処し、もしくはこれを併料する。

第25条

第16条の許可なくバイオ実験をした者は、五年以下の懲役もしくは禁固、又は一五〇万円以下の罰金に処し、もしくはこれを併料する。

病原体の管理に関し、第13条の規定に違反した者も、同様とする。

第26条

第18条に違反して立ち入り検査を拒み、妨げ、質問に回答せず、関係書類その他の資料の提出命令に応じない者は、七年以下の懲役もしくは禁固、又は二〇〇万円以下の罰金に処し、もしくはこれを併料する。

第27条

故意又は過失によりバイオ実験に起因して他人の生命、健康を害するか、もしくは物を汚染・毀損し、又は生態系環境を破壊した者は、一〇年以下の懲役もしくは禁固、又は三〇〇万円以下の罰金に処し、もしくはこれを併料する。

資料②

千葉市先端技術関係施設の設置に関する環境保全対策指導指針

（目的）

第一条　この指針は、先端技術関係施設を設置する事業者が化学物質及び生物（以下「化学物質等」という。）を適正に管理するため必要な事項を定めることにより、環境汚染、災害事故等を未然に防止し、もって良好な環境を保全することを目的とする。

（定義）

第二条　この指針において、次の各号に掲げる用語の意義は、それぞれ当該各号に定めるところによる。

(1)　先端技術関係施設　千葉市公害防止条例（平成三年千葉市条例第五四号。以下「条例」という。）第二条九号に規定する先端技術関係施設（以下「対象施設」という。）をいう。

(2)　化学物質　すべての元素及び化合物のうち、環境保全上注意を要する物質をいう。

(3)　生物　突然変異、遺伝子組換え、細胞融合、培養等バイオテクノロジーに供される生物をいう。

（対象者）

第三条　この指針は、次に掲げる事業者について適用する。

(1)　本市の区域内に事業所を立地している事業者であって、当該事業所において対象施設を設置しようというもの

(2)　現に、本市の区域内に事業所を立地している事業者で、次のア又はイのいずれかに該当するもの

ア　対象施設を設置していない事業者が、新たにこれを設置しようとする場合

イ　バイオテクノロジーに係る対象施設又はバイオテクノロジーに係る対象施設以外の対象施設のうちいずれか一方に係る対象施設を設置している事業者が、新たに他方の対象施設に係る施設を設置する場合

（事業計画概要書の作成及び提出）

第四条　事業者は、対象施設を設置して事業を実施しようとするときは、条例五一条第一項の規定による届出前に、当該事業に係る事業計画の概要について記載した事業計画概要書（様式第一号）を作成し、市長に提出するものとする。

（環境保全対策書の作成）

第五条　事業者は、前条の規定により事業計画概要書を提出したときは、次の各号に掲げる事項を記載した環境保全対策書を作成するものとする。

(1)　事業概要

ア　氏名（法人にあっては、名称及び代表者の氏名）及び住所

イ　事業内容
ウ　環境保全に係る基本方針
エ　環境保全及び安全管理に係る組織
オ　環境保全及び安全管理に係る教育・訓練
(2)　化学物質の適正管理について
ア　化学物質の適正管理方法
イ　大気汚染及び水質汚濁の防止方法
ウ　土壌汚染及び地下水汚染の防止方法
エ　廃棄物対策
(3)　生物の適正管理について
ア　生物の適正管理方法
イ　生物の封じ込め対策
ウ　廃棄物対策
(4)　施設及び設備の保守・管理
(5)　災害事故等の未然防止対策及び対応措置
(6)　監視測定
(7)　その他環境保全対策上配慮すべき事項
二　前項の環境保全対策署を作成するにあたっては、次の各号に掲げる事項に十分留意するものとする。
(1)　関係する法令、条例、要綱、指針等を詳細に調査し、基準等を遵守すること。
(2)　使用する化学物質に関しては、極力回収措置を講ずるものとし、回収が困難な場合は、防除施設を設置する等、適切な排出防止の措置を講ずること。
(3)　遺伝子組換え実験等に関しては、取り扱う生物による環境汚染の未然防止を図るため、適切な排出・漏洩防止等の措置を講ずること。
(4)　化学物質等に係る廃棄物については、再生利用等により発生量の減量化に努めるとともに、周辺環境に影響を及ぼすことのないよう適切に処理すること。
(5)　その他、環境保全に係る技術の向上に努めるなど、環境保全対策に最善の措置が講じられるよう配慮すること。

(説明会の実施等)

第六条　事業者は、前条の規定により環境保全対策書を作成したときは、対象施設を設置しようとする場所の周辺住民に対し、環境保全対策書の概要等を説明するため、別に定める時期までに説明会を開催するものとする。ただし、設置する対象施設が環境を汚染し、又は災害事故をひきおこす恐れがないと市長が認めるものについては、この限りではない。
二　事業者は、前項に規定する説明会の結果を踏まえ、環境保全対策署に周辺住民の意向を配慮するよう努めるものとする。

(自主管理マニュアルの作成)

第七条　事業者は、作成した環境保全対策書に基づき、化学物質等の管理及び環境汚染並びに災害事故の防止の措置等を的確に遂行するため、その具体的実施手法等を記載した自主管理マニュアルを作成するものとする。

二　市長は、必要に応じ、前項の自主管理マニュアルの提出を求めることができる。

（環境保全対策書等の提出）

第八条　事業者は、環境保全対策書の内容が確定したときは、当該環境保全対策書及び環境保全対策概要書並びに第六条第一項の規定により実施した説明会の報告書を条例第五一条第一項に規定する届出書に添付して、市長に提出するものとする。

二　市長は、前項の提出があったときは、速やかに、環境保全対策概要書を期間を定めて周辺住民の閲覧に供するものとする。

（補則）

第九条　この指針の実施に関し必要な事項は、環境衛生局長が定める。

付則

一　この指針は、平成六年六月一日から実施する。

二　この指針の実施の際、現に対象施設の設置について条例第五一条の規定に基づく届出をしている事業者については、この指針の規定は、適用しない。

資料③

住民協定書例

住民とバイオ施設事業者との間で締結された協定の例として千葉市緑区の住民自治会と昭和電工総合研究所（現在、昭和電工研究開発センターと改称）の「環境安全協定書」を以下に紹介する。

特徴としては、

① 協定の一方の当事者が住民代表であることを確認し、生命の安全と環境保全にかかわる住民の権利を承認している。

② 年に少なくとも一回協議会を開催し、その場で一一の安全管理項目についてその実態が開示され、今後の施策も含めて詳細な意見交換を行なうこと。

③ 住民代表に立入り調査権が認められていること。

④ 病原体を扱わないこと、Ｐ１を超える実験を行なわないなど研究業務規制が明記されている。

⑤ 事業者が住民と交流し、地域に寄与する態度を表明している。

⑥ 千葉市が立会人となり、自治体としてその履行に責任をもっている。

の六点である。

環境安全協定

大木戸台自治会・大木戸町内会・大椎台自治会・越智町内会・千葉東角栄団地自治会（以下総称「甲」という。）と昭和電工株式会社総合研究所（以下「乙」という。）とは、総合研究所（以下「研究所」という。）の運営に伴う地域の環境安全に関し、千葉市の立ち会いのもと、次のとおり協定を締結する。

（目的等）

第１条　本協定は、研究所の環境安全の確保をはかり、公害を未然に防止するとともに、甲、乙間の理解を一層深め、協調・信頼関係を強化するために必要な事項を定める。

２　乙は、関係諸法令、条例、公害防止協定等を遵守するとともに、本協定に定める事項を誠実に履行するものとする。

（環境安全協議会）

第２条　甲及び乙は、「環境安全協議会」（以下「協議会」という。）を設置し、研究所の環境安全問題について協議する。

２　協議会は、次に掲げるもので構成する。

甲の選任した委員　　七名以内

乙の指名した委員　七名以内

必要により、甲乙で合意した学識経験者若干名

3　協議会は、毎年一回定例会を開催する。その他、構成員の発議のあるときは、これを開催するものとする。

4　乙は、次に掲げる事項を協議会に報告し、協議に付すものとする。乙は、協議会で合意した事項についてはこれを尊重し、積極的に推進するものとする。

①環境保全組織の整備に関する事項

②化学物質の安全管理に関する事項

③バイオテクノロジーの安全管理に関する事項

④放射性物質の安全管理に関する事項

⑤大気汚染防止に関する事項

⑥水質汚濁防止に関する事項

⑦廃棄物対策に関する事項

⑧実験動物の安全管理に関する事項

⑨緊急時の対策に関する事項

⑩安全教育の実施に関する事項

⑪その他、甲、乙が協議のうえ定める事項

5　協議会の運営に係る費用は、乙の負担とする。

（環境保全管理体制の整備等）

第4条　乙は、研究所において、P1及びB1レベル（科学技術庁「組換えDNA実験指針」におけるレベル。）を越える遺伝子組換え実験を行わないものとする。

2　乙は、研究所において病原菌は取り扱わないものとする。病原菌の判定は、国立予防衛生研究所の病原菌リストによる。

3　前項の規定にかかわらず、Bacillus amyloliquefaciens は使用しないものとする。

（排水に係る管理）

第5条　乙は、排水に関し適切な管理を行うとともに、排水による土壌汚染の防止を図るものとする。

2　乙は、研究所の排水を定期的に分析し、その状況を協議会に報告するものとする。

3　甲は、乙の立ち会いのもと、必要により、研究所の排水をサンプリングすることができるものとする。

（廃棄物処理に係る管理）

第6条　乙は、廃棄物に関し適正に処理するとともに、処理を業者に委託する場合は、「マニュフェストシステム」による委託を行うものとする。

（災害等の対策）

第7条　乙は、自然災害、火災、事故等の非常事態を想定した対策を実施するとともに、緊急対策組織を整備し、自然災害等の対応に万全を期すものとする。

（立入調査）

第8条　協議会の構成員は、乙に事前に連絡のうえ、本協定の実施

に必要な限度において、研究所に立入調査を行うことができる。
立入調査結果は、協議会に報告することができる。

（苦情の処理）

第9条　乙は地域住民からの公害に関する苦情の申し出があったときは、誠意をもって苦情の解決にあたるものとする。

（被害補償）

第10条　万一、公害が発生した場合において、調査の結果、その原因が乙に帰すべきことが明らかになったときは、乙は、故意または過失の有無にかかわらず、その被害者に対し、誠意をもって補償を行うものとする。

（地位の継承）

第11条　乙は、研究所における事業の全部もしくは一部を第三者に譲渡するときは、本協定に定める乙の地位を当該譲渡者に継承させるものとする。

（秘密保持）

第12条　協議会の構成員は、本協定に基づく報告、調査等により知り得た企業秘密を漏らしてはならないものとする。ただし、乙は、企業秘密の範囲について、その都度明示するものとする。

（施設の利用等）

第13条　乙は、研究所の図書について、研究活動に支障のない範囲で、甲の会員に閲覧を認めるものとする。

2　乙は、甲の要請により、研究所より、甲の主催する研修会等へ講師の派遣を行うものとする。

3　乙は、毎年実施される「化学の週」の行事の一環として、甲の会員に対して、研究所の見学会を開催するものとする。

（細目）

第14条　本協定の実施にあたって必要な細目を、別に定めることができるものとする。

（その他）

第15条　本協定に定める事項に疑義が生じた場合は、甲、乙、誠意をもって協議し、その解決にあたるものとする。

この協定の締結を証するため、本協定書七通を作成し、大木戸台自治会・大木戸町内会・大椎台自治会・越智町内会・千葉東角栄団地自治会、乙及び立会人記名押印のうえ、各自一通を保有するものとする。

平成六年十二月二十七日

甲　五町内自治会各会長の記名押印

乙　昭和電工株式会社総合研究所所長の記名押印

立会人　千葉市環境衛生局局長の記名押印

資料④

バイオ施設のチェックリスト（概要）

施設概要チェックリスト

1．1　施設名称

2　施設所在地

3　連絡先・担当部署・氏名

4　バイオ施設開設年（予定年）

5　敷地面積

6　主たるバイオ施設規模

地上　階　地下　階　構造　高さ　m

延床面積　m²　建築面積　m²

7　研究概要

8　研究所職員数

9　救急医療従事者　有　無

2．1　施設が立地する都市計画法上の用途地域

1種低層住専、2種低層住専、1種中高層、2種中高層、1種住居

2種住居、準住居、近隣商業、商業、準工業、工業、工業専用

市街化調整区域、都市計画区域外

2　近隣に水源地　有　無　水源地までの距離　m

3　近隣（敷地境界から周囲五〇〇m以内）に住宅・公共施設

有　無　住宅・公共施設までの距離　m

3．1　病原体実験　有（レベル1、2、3、4）　無

各レベルの実験室数

2　組換えDNA実験

有（P1、P2、P3、P4、LS—C、LS—1、LS—2）　無

各実験室数

3　動物実験　有　無

実験動物の種類と年間使用数

ラット、マウス、ウサギ、モルモット、サル、犬、節足動物

その他（　）

動物の区分（ノトバイオート、SPF、コンベンショナル）

4　放射性物質　有　無

5　特定化学物質　有　無

6　有機溶剤　有　無

7　感染性廃棄物の処理方法（敷地内処理、外部委託、その他）

8 研究排水処理設備　有　無

処理項目（滅菌処理、COD、SS、BOD、中和、その他）

9 敷地内焼却処理　有　無

4．1 地方自治体との公害防止協定　有　無

2 住民との協定　有　無

3 環境保全対策書　有　無

4 安全管理委員会　有　無

5 自主管理マニュアル　有　無

6 施設パンフレット　有　無

7 環境影響評価書　有　無

資料⑤

文部科学省・組換えDNA実験指針（2002年）における物理的封じ込め対策（漏出対策）

（注）○印は実施を示す。

	物理的封じ込め（漏出対策）	P4	P3	P2	P1
実験実施要領	実験中の扉の閉	○（注）	○	○（窓も含む）	○（窓も含む）
	実験台（ｷｬﾋﾞﾈｯﾄ）の消毒	○	○	○	○
	組換え体を含む廃棄物の滅菌など	○	○	○	○
	ピペットの使用	機械式を使用	機械式を使用	機械式を使用	機械式望ましい
	喫煙・飲食・食品保存の禁止	○	○	○	○
	作業後、退室前の手洗い	○	○	○	○
	エアロゾル発生の最小限化	○	○	○	○
	汚染した搬出物の密閉容器化	○浸清層、消毒室を通す。	○	○	○
	上項以外で、試料・物品搬出時	高圧滅菌器などを通す。			
	昆虫、げっ歯類等の防除	○	○	○	○
	注射器の使用を極力避ける	○	○	○	○
	入室者の制限	○	○	○	
	前室からの実験室の出入り	○	○		
	出入時のシャワー	○			
	専用作業衣の着用	下着、ズボン、シャツ、作業衣、靴、頭巾、手袋等の完全実験衣	長袖で前が開かない、上からかぶる等の実験衣。試料扱い時は手袋。	実験用の被服等を着用	実験責任者の指示による
	実験区域、保管箇所の表示	国際バイオハザード表示	進行中の実験表示	進行中の実験表示	
	実験に無関係なものの設置	置かないこと	置かないこと		
	安全ｷｬﾋﾞﾈｯﾄのHEPAﾌｨﾙﾀｰの交換時、検査時のホルマリンくん蒸	○	○	○	
	安全ｷｬﾋﾞﾈｯﾄ、実験室流し廃液処理	加熱滅菌			
	ｼｬﾜｰ、手洗いからの排水処理	滅菌又は化学処理消毒			
	他の封じ込めレベル同時実験	禁止	禁止	注意深く実施	
	その他実験責任者の指示を遵守	○	○	○	○
封じ込め設備	安全ｷｬﾋﾞﾈｯﾄの設置	クラスⅢの安全ｷｬﾋﾞﾈｯﾄを設置すること。「宇宙服」とクラスⅠ、Ⅱの併用でも可。	安全ｷｬﾋﾞﾈｯﾄを設置すること。但し、例外規定あり。	安全ｷｬﾋﾞﾈｯﾄの使用が望ましい。	
	安全ｷｬﾋﾞﾈｯﾄの試験	設置直後アからウの検査と、定期的に年1回以上ア及びイの検査を実施。ア.風速、風量試験（Ⅲ除く）、イ.HEPAﾌｨﾙﾀｰ性能試験、ウ.密閉度試験	同左	必要に応じて検査を行うこと	
実験室の設計	施設内の他の区域との分離	関係者以外近づくことを制限できるように他と明確に区分	実験区域を設けること。		
	前室の設置とエアロック、更衣室	○	○		
	シャワー室の設置	○			
	出口に手洗い設置	足、肘、自動式の手洗い装置（蛇口に組換え体の付着防止）	同左	手洗い設置	手洗い設置
	高圧滅菌器の設置	区域から搬出する物品用で、エアロック、通り抜け式とする。	区域内に設置し、汚染物、廃棄物処理用	汚染物廃棄物処理用で建物内	望ましい
	区域の床、壁、天井の材質・構造	容易に洗浄、くん蒸ができ、消毒剤を適切に閉じ込めるもの、昆虫などの侵入防止構造	容易に洗浄やくん蒸ができること。		
	配管に逆流防止装置を備える	区域内の水、ガス管など			
	物品搬入用「前房」の設置	エアロック、通り抜け式、紫外線照射			
	浸清槽、くん蒸消毒室の設置	○搬出品で加熱滅菌が不適切なものを消毒する。			
	真空吸引装置設置の場合の対策	専用とし、HEPAﾌｨﾙﾀｰ設置	ﾌｨﾙﾀｰ又は消毒液ﾄﾗｯﾌﾟ		
	実験区域の換気システム	専用の給排気装置。室内を陰圧状態に保持。警報装置つき。空気の再循環はHEPAで濾過。排気は、HEPAで濾過後、近くにある建物及び空気取入口を避けて拡散するように排出する。	排出換気装置を設置。空気の流れが、必ず前室から実験区域に向かうようにし、実験区域からの排気は濾過、その他の処理をした後排出する。		
	その他	安全ｷｬﾋﾞﾈｯﾄクラスⅢからの排気は戸外排出。クラスⅠ及びⅡは室内排出可。その他、特別な実験区画要件規定あり。			

資料⑥

遺伝子組み換え実験施設

都道府県	施設名称	施設所在地
北海道	北海道グリーンバイオ研究所	夕張郡長沼町
北海道	北海道立中央農業試験場	夕張郡長沼町東6線北15
北海道	農林水産省北海道農業試験場	札幌市豊平区羊ヶ丘1
北海道	経済産業省産業技術総合研究所北海道	札幌市豊平区月寒東2条
北海道	北海道立衛生研究所	札幌市北区北19条
北海道	北海道大学	札幌市北区北八条西5
北海道	札幌医科大学	札幌市中央区南1条西17
北海道	北海道東海大学	札幌市南区南沢五条1-1-1
北海道	札幌市衛生研究所	札幌市白石区菊水九条1-5-22
北海道	北海道農業試験場畑作研究センター	河西郡芽室町新生
北海道	北海道区水産研究所	釧路市桂恋116
北海道	北海道立食品加工研究センター	江別市文京台緑町589
北海道	酪農学園大学	江別市文京台緑町582
北海道	帯広畜産大学	帯広市稲田町西2線11
北海道	旭川医科大学	旭川市緑ヶ丘東2条1-1-1
北海道	室蘭工業大学	室蘭市水元町27-1
北海道	北海道医療大学	石狩郡当別町字金沢1757
北海道	北海道薬科大学	小樽市桂岡町7-1
北海道	苫小牧工業高等専門学校	苫小牧市字錦岡443
北海道	函館市衛生試験所	函館市五稜郭町16-1
青森	青森県産業技術開発センター	青森市大字八つ役字芦谷
青森	青森県グリーンバイオセンター	青森市野木字山口221
青森	青森大学	青森市幸畑2-3-1
青森	青森県環境保健センター	青森市東造道1-1-1
青森	弘前大学	弘前市文京町1
岩手	果樹試験場リンゴ支場	盛岡市下厨川字鍋屋敷
岩手	農林水産省野菜・茶業試験場	盛岡市下厨川字鍋屋敷
岩手	農林水産省東北農業試験場	盛岡市下厨川字赤平四
岩手	岩手県工業技術センター	盛岡市飯岡新田
岩手	岩手大学	盛岡市上田3-18-8
岩手	岩手医科大学	盛岡市内丸19-1
岩手	岩手県衛生研究所	盛岡市内丸15-25
岩手	岩手生物工学研究センター	北上市成田22
宮城	採種実用技術研究所	仙台市青葉区南吉成6−6
宮城	理化学研究所フォトダイナミクス研究センター	仙台市青葉区荒巻字青葉519
宮城	東北大学	仙台市青葉区片平2-1-1
宮城	宮城教育大学	仙台市青葉区荒巻字青葉
宮城	東北学院大学	仙台市青葉区土樋1-3-1
宮城	東北薬科大学	仙台市青葉区小松島4-4-1
宮城	宮城県保健環境センター	仙台市宮城野区幸町4-7-2
宮城	仙台市衛生研究所	仙台市若林区卸町東2-5-10
宮城	水産庁東北区水産研究所	塩釜市新浜町3−27
宮城	宮城県立がんセンター	名取市愛島塩手
宮城	宮城県農業センター	名取市高舘川上
宮城	石巻専修大学	石巻市南境新水戸1
秋田	秋田県総合食品研究所	秋田市新屋町字砂奴寄
秋田	秋田大学	秋田市手形学園町1-1
秋田	秋田県立大学	秋田市下新城中野字街道端西241-7
秋田	秋田県衛生科学研究所	秋田市千秋久保田町6-6
秋田	秋田県森林技術センター	河辺郡河辺町戸島
山形	山形県立園芸試験場	寒河江市大字島字島南
山形	山形県テクノポリス財団	山形市松栄2-2
山形	山形大学	山形市小白川町1-4-12
山形	山形県衛生研究所	山形市十日町1-6-6
福島	三共バイオメディカル研究所	いわき市泉町下川字大剣
福島	福島工業高等専門学校	いわき市平上荒川字長尾30
福島	いわき明星大学	いわき市中央台飯野5-5-1
福島	日東紡メディカル開発センター	郡山市富久山町福原
福島	日本全薬工業中央研究所	郡山市安積町笹川

都道府県	施設名称	施設所在地
福島	奥羽大学	郡山市冨田町字三角堂31-1
福島	農水省東北農業試験場畑地	福島市荒井字原宿南
福島	福島県立医科大学	福島市光が丘1
福島	福島県衛生公害研究所	福島市方木田字水戸内16-6
茨城	アサヒビール研究開発本部	北相馬郡守谷町1
茨城	エーザイ筑波研究所	つくば市東光台5-1
茨城	協和発酵筑波研究所	つくば市御幸が丘2
茨城	グラクソ・スミスクライン筑波研究所	つくば市和台43
茨城	興和総合科学研究所	つくば市観音台1-25
茨城	ダイセル化学工業筑波研究所	つくば市御幸が丘27
茨城	東亞合成つくば研究所	つくば市大久保2
茨城	日本新薬研究開発本部	つくば市桜3-14
茨城	日本電気基礎研究所	つくば市御幸が丘34
茨城	日本農産工業研究開発センター	つくば市田倉5246
茨城	ノバルティスファーマ筑波研究所	つくば市大久保8
茨城	万有製薬つくば研究所	つくば市大久保3
茨城	藤沢薬品筑波研究所	つくば市東光台5-2
茨城	マルハ中央研究所	つくば市和台16
茨城	山之内製薬筑波研究センター	つくば市御幸が丘21
茨城	筑波医学実験用霊長類センター	つくば市八幡台1
茨城	農林水産省農業研究センター	つくば市観音台3-1
茨城	農林水産省農業環境技術研究所	つくば市観音台3-1
茨城	農林水産省果樹試験場	つくば市藤本2-1
茨城	農林水産省蚕糸・昆虫農業技術研究所	つくば市大わし1-2
茨城	農林水産省家畜衛生試験場	つくば市観音台3-1
茨城	農林水産省国際農林水産業研究センター	つくば市大わし1-1
茨城	農林水産省食品総合研究所	つくば市観音台2-1
茨城	産業技術総合研究所資源環境技術	つくば市小野川16
茨城	産業技術総合研究所生命工学工業技術	つくば市東1-1
茨城	経済産業省産業技術総合研究所電子技術	つくば市梅園1-1
茨城	国土交通省土木研究所	つくば市大字旭1
茨城	環境庁国立環境研究所	つくば市小野川16
茨城	理化学研究所筑波研究所	つくば市高野台3-1
茨城	筑波大学	つくば市天王台1-1-1
茨城	花王生物科学研究所(鹿島)	鹿島郡神栖町東深芝
茨城	クボタ基盤技術研究所	龍ヶ崎市向陽台5-6
茨城	第一化学薬品診断薬研究所	竜ヶ崎市向陽台3-3
茨城	第一化学薬品薬物動態研究所	那珂郡東海村村松
茨城	ツムラ研究開発本部	稲敷郡阿見町吉原
茨城	三菱化学筑波研究所	稲敷郡阿見町中央8
茨城	農林水産省畜産試験場	稲敷郡茎崎町池の台
茨城	農林水産省林野庁森林総合研究所	稲敷郡茎崎町松の里
茨城	茨城県立医療大学	稲敷郡阿見町阿見字阿見原4669-2
茨城	山之内製薬生物工学研究所	高萩市大字赤浜
茨城	茨城県農業総合センター生物工学研究所	西茨城郡岩間町安居
茨城	茨城大学	水戸市文京2-1-1
茨城	茨城県衛生研究所	水戸市笠原町993-2
茨城	茨城工業高等専門学校	ひたちなか市中根866
栃木	栄研化学生物化学研究所	下都賀郡野木町野木
栃木	杏林製薬中央研究所	下都賀郡野木町御手洗
栃木	雪印乳業生物科学研究所	下都賀郡石橋町下石橋
栃木	獨協医科大学	下都賀郡壬生町北小林880
栃木	花王生物科学研究所	芳賀郡市貝町赤羽
栃木	カゴメ総合研究所	那須郡西那須野町西富山
栃木	農林水産省草地試験場	那須郡西那須野町千本松
栃木	麒麟麦酒植物開発研究所	塩谷郡喜連川町
栃木	日本たばこ葉たばこ研究所	小山市出井1900
栃木	宇都宮大学	宇都宮市峰町350
栃木	自治医科大学	河内郡南河内町薬師寺3311-1

都道府県	施設名称	施設所在地
栃木	栃木県保健環境センター	河内町下岡本2145-13
群馬	キリンビール医薬探索研究所	高崎市宮原町3
群馬	日本原子力研究所高崎研究所	高崎市綿貫町1233
群馬	サッポロビール植物工学研究所	新田郡新田町大字木崎
群馬	サントリー医薬センター	千代田町赤岩くらかけ
群馬	群馬県園芸試験場	佐波郡東村大字西小保方
群馬	群馬大学	前橋市荒牧町4-2
群馬	群馬県衛生環境研究所	前橋市上沖町378
埼玉	アベンティスファーマ	川越市南台1-3
埼玉	アベンティスファーマ　バイオプロセス開発センター	同上
埼玉	日立製作所ライフサイエンス推進事業部	同上
埼玉	雪印乳業技術研究所	川越市南台1-1
埼玉	ウェルファイド研究本部創薬研究所	入間市小谷田3-7
埼玉	日清製粉基礎研究所	入間郡大井町鶴ヶ岡
埼玉	日清キョーリン製薬創薬研究所	同上
埼玉	埼玉医科大学	入間郡毛呂山町毛呂本郷38
埼玉	ジャパンエナジー戸田	戸田市新曾南3−17
埼玉	田辺製薬	戸田市川岸2-2
埼玉	ゼリア新薬工業中央研究所	大里郡江南町押切
埼玉	大正製薬創薬研究所	さいたま市吉野町1
埼玉	日研化学大宮研究所	さいたま市北袋町1-34
埼玉	埼玉大学	さいたま市下大久保255
埼玉	埼玉県衛生研究所	さいたま市上大久保639-1
埼玉	日立製作所基礎研究所	比企郡鳩山町赤沼
埼玉	富士写真フィルム朝霞研究所	朝霞市泉水3-11
埼玉	明治製菓生物科学研究所	坂戸市千代田5-3
埼玉	明海大学	坂戸市けやき台1-1
埼玉	城西大学	坂戸市けやき台1-1
埼玉	女子栄養大学	坂戸市千代田3-9-21
埼玉	防衛医科大学校	所沢市並木3-2
埼玉	埼玉県立がんセンター	足立郡伊奈町
埼玉	理化学研究所和光本所	和光市広沢2-1
千葉	アールピーアールジェンセル	船橋市日の出2
千葉	キッコーマン研究本部	野田市野田399
千葉	野田産業科学研究所	野田市野田399
千葉	合同酒精中央研究所	松戸市上本郷字仲原
千葉	昭和電工総合研究所	千葉市緑区大野台1−1
千葉	千葉県農業試験場	千葉市緑区大膳野町808
千葉	文部科学省放射線医学総合研究所	千葉市稲毛区穴川4−9
千葉	千葉大学	千葉市稲毛区弥生町1-33
千葉	千葉県がんセンター	千葉市中央区仁戸名町666
千葉	千葉県衛生研究所	千葉市中央区仁戸名町666
千葉	千葉県工業試験場	千葉市若葉区加曾利町889
千葉	東京歯科大学	千葉市美浜区真砂1-2-2
千葉	千葉市環境保健研究所	千葉市美浜区幸町1-3-9
千葉	大日本インキ化学総合研究所	佐倉市坂戸631
千葉	ニッカウヰスキー生産技術研究所	柏市松尾字松山967
千葉	科学警察研究所	柏市柏の葉6-3-1
千葉	日本シェーリング創薬研究所	茂原市東郷1900
千葉	三井化学ライフサイエンス研究所	茂原市東郷1144
千葉	ヘリックス研究所	木更津市矢那1532
千葉	三菱東京製薬医薬総合研究所（かずさ地区）	木更津市矢那100-5
千葉	かずさDNA研究所	木更津市矢那1532
千葉	国立精神·神経センター精神保健研究所	市川市国府台1-7
千葉	千葉県血清研究所	市川市国府台2-6
千葉	ヤマサ醤油	銚子市新生町2-10
千葉	千葉工業大学	習志野市津田沼2-17-1
東京	王子製紙東雲研究センター	江東区東雲1-10
東京	呉羽化学生物医学研究所	新宿区百人町3-26-2

都道府県	施設名称	施設所在地
東京	国立健康·栄養研究所	新宿区戸山1-23
東京	国立感染症研究所	新宿区戸山1-23
東京	国立国際医療センター	新宿区戸山1-21
東京	東京都立衛生研究所	新宿区百人町3-24
東京	東京理科大学	新宿区神楽坂1-3
東京	東京女子医科大学	新宿区河田町8-1
東京	早稲田大学	新宿区戸塚町1-104
東京	東京医科大学	新宿区新宿6-1-1
東京	三共品川研究所	品川区広町1−2
東京	昭和大学	品川区旗の台1-5-8
東京	星薬科大学	品川区荏原2-4-41
東京	品川区衛生試験所	品川区北品川3-11-6
東京	第一製薬東京研究開発センター	江戸川区北葛西1-16
東京	中外製薬浮間事業所	北区浮間5-5
東京	日本化薬創薬本部	北区志茂3−31
東京	日本製紙技術研究所	北区王子5−21
東京	持田製薬バイオサイエンス研究所	北区神谷1−1
東京	中外製薬高田研究所	豊島区高田3−41
東京	立教大学	豊島区西池袋3-34-1
東京	学習院大学	豊島区目白1-5-1
東京	山之内製薬開発研究本部	板橋区小豆沢1−1
東京	東京都老人総合研究所	板橋区栄町35
東京	帝京大学	板橋区加賀2-11-1
東京	東京家政大学	板橋区加賀1-18-1
東京	厚生労働省国立医薬品食品衛生研究所	世田谷区上用賀1−18
東京	国立小児病小児医療研究センター	世田谷区太子堂3−35
東京	東京都精神医学総合研究所	世田谷区上北沢2-1
東京	東京農工大学	世田谷区桜丘1-1-1
東京	東京農業大学	世田谷区桜丘1-1-1
東京	国立公衆衛生院	港区白金台4−6
東京	宇宙開発事業団	港区浜松町2-4
東京	東京水産大学	港区港南4-5-7
東京	北里大学	港区白金5-9-1
東京	慶応義塾大学	港区三田2-15-45
東京	東京慈恵会医科大学	港区西新橋3-25-8
東京	共立薬科大学	港区芝公園1-5-30
東京	国立がんセンター	中央区築地5−1
東京	東京都臨床医学総合研究所	文京区本駒込3-18
東京	東京大学	文京区本郷7-3-1
東京	東京医科歯科大学	文京区湯島1-5-45
東京	お茶の水女子大学	文京区大塚2-1-1
東京	日本医科大学	文京区千駄木1-1-5
東京	順天堂大学	文京区本郷2-1-1
東京	日本女子大学	文京区目白台2-8-1
東京	東洋大学	文京区白山5-28-20
東京	東京工業大学	目黒区大岡山2-12-1
東京	日本大学	千代田区九段南4-8-24
東京	明治大学	千代田区神田駿河台1-1
東京	日本歯科大学	千代田区富士見1-9-20
東京	上智大学	千代田区紀尾井町7-1
東京	東邦大学	大田区大森西5-21-16
東京	青山学院大学	渋谷区渋谷4-4-25
東京	東海大学	渋谷区富ヶ谷2-28-4
東京	杉並区衛生試験所	杉並区高井戸東3-20-3
東京	エスアールエル遺伝子染色体解析センター	日野市新町5−6
東京	帝人生物医学総合研究所	日野市旭丘4−3
東京	明星大学	日野市程久保2-1-1
東京	協和発酵東京研究所	町田市旭町3-6
東京	電気化学工業中央研究所	町田市旭町3−5

都道府県	施設名称	施設所在地
東京	三菱化学生命科学研究所	町田市南大谷11
東京	昭和薬科大学	町田市東玉川学園3-3165
東京	興和東京研究所	東村山市野口町2-17
東京	ニチレイバイオサイエンス開発センター	東村山市久米川1−52
東京	国立感染症研究所ハンセン症研究センター	東村山市青葉町4−2
東京	富士レビオ中央研究所	八王子市小宮町51
東京	東京都立大学	八王子市南大沢1-1
東京	創価大学	八王子市丹木町1-236
東京	東京薬科大学	八王子市堀の内1432-1
東京	中央大学	八王子市東中野742-1
東京	国立感染症研究所	武蔵村山市学園4−7
東京	国立精神・神経センター	小平市小川東町4−1
東京	農林水産省動物医薬品検査所	国分寺市戸倉1−15−1
東京	東京学芸大学	小金井市貫井北町4-1-1
東京	ヤクルト本社中央研究所	国立市谷保1796
東京	一橋大学	国立市中2-1
東京	明治薬科大学	清瀬市野塩2-522-1
東京	杏林大学	三鷹市新川6-20-2
東京	東京都神経科学総合研究所	府中市武蔵台2-6
東京	日本獣医畜産大学	武蔵野市境南町1-7-1
神奈川	味の素研究所本館、中央研究所	川崎市川崎区鈴木町1
神奈川	帝国臓器製薬	川崎市高津区下作延1604
神奈川	東芝研究開発センター	川崎市幸区小向東芝町1
神奈川	日本ゼオン総合開発センター	川崎市川崎区夜光
神奈川	厚生労働省産業医学総合研究所	川崎市多摩区長尾6−21
神奈川	神奈川科学技術アカデミー	川崎市高津区坂戸3-2
神奈川	聖マリアンヌ医科大学	川崎市宮前区菅生2-16-1
神奈川	川崎市衛生研究所	川崎市川崎区大島5-13-10
神奈川	カルピス基盤技術研究所	相模原市淵野辺5
神奈川	相模中央化学研究所	相模原市西大沼4
神奈川	麻布大学	相模原市渕野辺1-17-71
神奈川	相模女子大学	相模原市文京2-1-1
神奈川	キリンビール基盤技術研究所	横浜市金沢区福浦1-13
神奈川	チッソ横浜研究所	横浜市金沢区大川5−1
神奈川	日本たばこ医薬探索研究所	横浜市金沢区福浦1−13
神奈川	ライフテックオリエンタル横浜研究所	横浜市金沢区福浦1−1
神奈川	水産庁中央水産研究所	横浜市金沢区福浦2−12
神奈川	横浜市立大学	横浜市金沢区瀬戸22-2
神奈川	関東学院大学	横浜市金沢区六浦町4834
神奈川	ジャパンターフグラス	横浜市戸塚区名瀬町大成建設
神奈川	植物工学研究所	横浜市青葉区鴨志田町
神奈川	三菱化学横浜総合研究所	横浜市青葉台鴨志田町1000
神奈川	三菱東京製薬医薬総合研究所	横浜市青葉区鴨志田町1000
神奈川	桐蔭横浜大学	横浜市青葉区鉄町1614
神奈川	三菱レイヨン化成品開発研究所	横浜市鶴見区大黒町10
神奈川	森永製菓研究所	横浜市鶴見区下末吉2−1
神奈川	理化学研究所横浜研究所	横浜市鶴見区末広町1-7
神奈川	鶴見大学	横浜市鶴見区鶴見2-1-3
神奈川	明治製菓薬品総合研究所	横浜市港北区師岡町760
神奈川	神奈川県立がんセンター	横浜市旭区中尾1−1
神奈川	神奈川県衛生研究所	横浜市旭区中尾1−1
神奈川	神奈川大学	横浜市神奈川区六角橋3-27-1
神奈川	横浜市衛生研究所	横浜市磯子区滝頭1-2-17
神奈川	東ソー東京研究センター	綾瀬市早川2743
神奈川	東レ基礎研究所医薬研究所	鎌倉市手広1111
神奈川	東レリサーチセンター研究部門鎌倉	鎌倉市手広1111
神奈川	日本製粉中央研究所	厚木市緑ヶ丘5−1
神奈川	北興化学工業開発研究所	厚木市戸田2165
神奈川	栗田工業技術開発センター	厚木市森の里若宮7-1

都道府県	施設名称	施設所在地
神奈川	日本曹達小田原研究所	小田原市高田345
神奈川	明治製菓薬品技術研究所	小田原市栢山788
神奈川	明治乳業ヘルスサイエンス研究所	小田原市成田540
神奈川	ライオン研究開発本部	小田原市田島100
神奈川	日本バイオアッセイ研究センター	秦野市平沢2445
神奈川	食品薬品安全センター秦野研究所	秦野市落合729
神奈川	神奈川県農業総合研究所	平塚市上吉沢1617
神奈川	海洋科学技術センター	横須賀市夏島町2
神奈川	神奈川歯科大学	横須賀市稲岡町82
神奈川	横須賀市衛生試験所	横須賀市米が浜通2-7
神奈川	総合研究大学院大学	三浦郡葉山町上山口字間門1560-35
新潟	デンカ生研生産本部	五泉市南本町1
新潟	三菱ガス化学新潟研究所	新潟市太夫浜字新割182
新潟	新潟大学	新潟市五十嵐二の町8050
新潟	新潟薬科大学	新潟市上新栄町5-13-2
新潟	県立新潟女子短期大学	新潟市海老ヶ瀬471
新潟	新潟県保健環境科学研究所	新潟市曾和314-1
新潟	新潟市衛生試験所	新潟市白山浦2-180-5
新潟	北陸農業試験場	上越市稲田1－2
新潟	長岡技術科学大学	長岡市上富岡町1603-1
富山	富山化学総合研究所	富山市下奥井2－4
富山	ニッポンジーン	富山市問屋町1－29
富山	富山県農業技術センター	富山市吉岡1124
富山	富山県食品研究所	富山市吉岡360
富山	富山医科薬科大学	富山市杉谷2630
富山	富山大学	富山市五福3190
富山	富山県薬事研究所	射水郡小杉町中太閤山
富山	富山県立大学	射水郡小杉町黒河5180
富山	富山県衛生研究所	射水郡小杉町中太閤山17-1
石川	石川県農業総合研究センター	金沢市才田町
石川	金沢大学	金沢市角間町
石川	北陸大学	金沢市太陽が丘1-1
石川	石川県保健健康センター	金沢市太陽が丘1-11
石川	石川県農業短期大学	石川郡野ノ市町末松1-308
石川	北陸先端科学技術大学院大学	能美郡辰口町旭台15
石川	金沢医科大学	河北郡内灘町字大学1-1
福井	東洋紡績敦賀バイオ研究所	敦賀市東洋町10
福井	北陸製薬研究開発本部	勝山市猪野口37
福井	福井県農業試験場	福井市寮町辺操52
福井	同上　食品加工研究所	同上
福井	福井大学	福井市文京3-9-1
福井	福井県衛生研究所	福井市原目町39-4
福井	福井医科大学	吉田郡松岡町下合月23-3
福井	福井県立大学	吉田郡松岡町兼定島4-1-1
福井	福井工業大学	鯖江市下司町
福井	福井工業高等専門学校	鯖江市下司町
山梨	山梨医科大学	中巨摩郡玉穂町下河東1110
山梨	山梨大学	甲府市武田4-4-37
山梨	山梨県衛生公害研究所	甲府市富士見1-7-31
山梨	帝京科学大学	北都留郡上野原町八つ沢2525
長野	キッセイ薬品中央研究所	南安曇郡穂高町柏原
長野	長野県食品工業試験場	長野市大字栗田字西番場205
長野	長野県衛生公害研究所	長野市大字安茂里字米村1978
長野	長野県総合農業試験場	須坂市小河原492
長野	信州大学	松本市旭3-1-1
長野	松本歯科大学	塩尻市大字広丘字郷原1780
岐阜	天野エンザイム岐阜研究所	各務原市須衛町4－179
岐阜	岐阜県保健環境研究所	各務原市那加不動丘1-1
岐阜	岐阜県生物産業技術研究所	美濃加茂市蜂屋町上蜂屋

都道府県	施設名称	施設所在地
岐阜	岐阜大学	岐阜市柳戸1-1
岐阜	岐阜薬科大学	岐阜市三田洞東5-6-1
岐阜	岐阜市衛生試験所	岐阜市青柳町5-2
岐阜	朝日大学	本巣郡穂積町大字穂積1851
静岡	旭化成ライフ富士組換えDNA実験施設	富士市鮫島2
静岡	日本食品化工研究所	富士市田島30
静岡	旭化成ライフサイエンス総合研究所	田方郡大仁町三福632
静岡	オリノバ	磐田郡豊田町東原700
静岡	静岡県農業試験場	磐田郡豊田町富丘
静岡	科研製薬静岡工場	藤枝市源助301
静岡	持田製薬総合研究所安全性研究室	藤枝市源助342
静岡	協和発酵医薬総合研究所	駿東郡長泉町下土狩
静岡	クミアイ化学工業生物科学研究所	小笠郡菊川町加茂
静岡	サッポロビール醸造技術研究所	焼津市岡当目10
静岡	三共安全性研究所	袋井市堀越717
静岡	静岡理工科大学	袋井市豊沢2200-2
静岡	中外製薬富士御殿場研究所	御殿場市駒門1－135
静岡	持田製薬総合研究所	御殿場神場上ノ原722
静岡	果樹試験場カンキツ部	清水市興津中町
静岡	水産庁遠洋水産研究所	清水市折戸5—7
静岡	農林水産省野菜·茶業試験場	榛原郡金谷町金谷
静岡	静岡県沼津工業技術センター	沼津市大岡3981
静岡	沼津工業高等専門学校	沼津市大岡3600
静岡	静岡大学	静岡市大谷836
静岡	静岡県立大学	静岡市子鹿2-2-1
静岡	静岡県環境衛生科学研究所	静岡市北安東4-27-2
静岡	静岡市衛生試験所	静岡市小黒1-4-7
静岡	浜松医科大学	浜松市半田山1-20-1
静岡	浜松市保健環境研究所	浜松市上西町939-2
愛知	東レ化成品研究所ケミカル研究室	名古屋市港区大江町9
愛知	経済産業省産業技術総合研究所名古屋	名古屋市北区平手町1－1
愛知	愛知県衛生研究所	名古屋市北区辻町字流7-6
愛知	愛知県がんセンター	名古屋市千種区鹿子殿1－1
愛知	名古屋大学	名古屋市千種区不老町
愛知	愛知県食品工業技術センター	名古屋市西区新福寺町2－1
愛知	科学技術振興事業団	名古屋市中区千代田5-11
愛知	理化学研究所バイオ·ミメティックコントロール研究センター	名古屋市守山区大字下志段味
愛知	名古屋市立大学	名古屋市瑞穂区瑞穂町字川澄1
愛知	名古屋市衛生研究所	名古屋市瑞穂区萩山町1-11
愛知	名城大学	名古屋市天白区塩釜口1-501
愛知	トヨタ自動車FP部	豊田市トヨタ町1
愛知	トヨタバイオ緑化研究所	西加茂郡三好町黒笹
愛知	愛知学院大学	日進市岩崎町阿良池12
愛知	藤沢薬品醗酵技術研究所	西春日井郡新井町中河原
愛知	ミツカングループ中央研究所	半田市中村町2－6
愛知	国立医療所中部病院長寿医療研究センター	大府市森岡町源吾
愛知	愛知県心身障害者コロニー発達障害研究所	春日井市神屋町713
愛知	愛知県農業総合試験場	長久手町大字岩作
愛知	愛知医科大学	長久手町大字岩作字雁又21
愛知	愛知教育大学	刈谷市井ヶ谷町広沢1
愛知	豊橋技術科学大学	豊橋市天伯町字雲雀ヶ丘1-1
愛知	藤田保健衛生大学	豊明市沓掛町田楽ヶ窪1-98
三重	王子製紙森林資源研究所	亀山市熊褒野町24
三重	農林水産省野菜·茶業試験場	安芸郡安濃町草生
三重	水産庁養殖研究所	度会郡南勢町·玉城町
三重	三重県科学技術振興センター総合研究所	津市高茶屋5－5
三重	三重大学	津市上浜町1515
三重	三重県科学技術振興センター農業技術センター	三重県一志郡嬉野町川北
三重	三重県科学技術振興センター保健環境研究所	四日市市桜町3690-1

都道府県	施設名称	施設所在地
滋賀	石原産業中央研究所	草津市西渋川2－3
滋賀	大塚製薬藤井記念研究所	大津市唐崎1-11
滋賀	宝酒造中央研究所	大津市瀬田3－4
滋賀	東洋紡績総合研究所	大津市堅田2
滋賀	滋賀医科大学	大津市瀬田月輪町
滋賀	滋賀県立衛生環境センター	大津市御殿浜13-45
滋賀	オリエンタル酵母工業長浜生物科学研究所	長浜市加納町50
滋賀	三共農業科学研究所	野洲郡野洲町安1041
滋賀	塩野義製薬油日ラボラトリーズ	甲賀郡五反田1405
滋賀	タキイ種苗研究農場	甲賀郡西町針1360
滋賀	滋賀県農業試験場	蒲生郡安土町大中
京都	グンゼ研究開発部	綾部市井倉新町石風呂
京都	ユニチカ中央研･畑地利用部畑土壌管理研究室	綾部市上野市上野
京都	月桂冠総合研究所	京都市伏見区下鳥羽小柳町24
京都	京都府保健環境研究所	京都市伏見区村上町395
京都	島津製作所基盤技術研究所	京都市中京区西ノ京桑原町1
京都	京都市衛生公害研究所	京都市中京区壬生東高田町1-2
京都	日本新薬研究開発本部	京都市南区吉祥院西ノ庄門口町
京都	堀場製作所	京都市南区吉祥院宮の東町
京都	京都府立大学	京都市左京区下鴨半木町1-5
京都	京都大学	京都市左京区吉田本町
京都	京都工芸繊維大学	京都市左京区松ヶ崎橋上町
京都	京都リサーチパーク	京都市下京区中堂寺南町
京都	京都府立医科大学	京都市上京区河原町通広小路上ル梶井町
京都	同志社大学	京都市上京区今出川通烏丸東入玄武町
京都	京都薬科大学	京都市山科区御陵中内町5
京都	立命館大学	京都市北区等持院北町56-1
京都	京都産業大学	京都市北区上賀茂本山
京都	京都女子大学	京都市東山区今熊野北日吉町35
京都	バイエル薬品中央研究所	相楽郡木津町州見台6
京都	京都府農業資源研究センター	相楽郡精華町大字北稲八間
京都	科学技術振興事業団	相楽郡精華町光台1
京都	マルキン忠勇京都研究所	宇治市菟道門の前27
京都	ユニチカ中央研究所	宇治市宇治小桜23
京都	明治鍼灸大学	船井郡日吉町字保野田小字ヒノ谷6-1
大阪	ウェルファイド研究本部創薬研究所	枚方市招堤大谷2－25
大阪	大阪歯科大学	枚方市楠葉花園町8-1
大阪	小野薬品水無瀬総合研究所	三島郡島本町桜井3-1
大阪	サントリー基礎研究所	三島郡島本町若山台
大阪	サントリー生物医学研究所	同上
大阪	積水化学工業水無瀬研究所	三島郡島本町百山2－1
大阪	堺化学工業医薬事業部	堺市戎島町5－1
大阪	大阪府立大学	堺市学園町1-1
大阪	堺市衛生研究所	堺市甲斐町東3-2-8
大阪	塩野義製薬中央研究所	大阪市福島区鷺洲5－12
大阪	住友製薬研究本部	大阪市此花区春日出中3－1
大阪	住友化学工業生物環境科学研究所	大阪市此花区春日出中3－1
大阪	武田薬品	大阪市淀川区十三本町
大阪	田辺製薬	大阪市淀川区加島3－16
大阪	藤沢薬品薬理研究所	大阪市淀川区加島2－1
大阪	扶桑薬品研究開発センター	大阪市城東区森之宮2－3
大阪	大阪市立工業研究所	大阪市城東区森の宮1-6
大阪	丸石製薬中央研究所	大阪市鶴見区今津中2－2
大阪	ロート製薬	大阪市生野区巽西1－8
大阪	ヒューマンサイセンス振興財団	大阪市中央区法円坂1－1
大阪	大阪市立大学	大阪市住吉区杉本3-3-138
大阪	大阪府立公衆衛生研究所	大阪市東成区中道1－3
大阪	大阪市大看護短期大学部	大阪市阿倍野区旭町1-5-17
大阪	大阪市立環境科学研究所	大阪市天王寺区東上町8-34

都道府県	施設名称	施設所在地
大阪	塩野義製薬新薬研究所	豊中市二葉町3−1
大阪	科学技術振興事業団	豊中市千里東町1-4
大阪	塩野義製薬攝津工場	摂津市三島2−5
大阪	塩野義製薬医薬研究本部	同上
大阪	生物分子工学研究所	吹田市古江台6−2
大阪	大日本製薬総合研究所	吹田市江の木町33
大阪	国立循環器センター	吹田市藤白台5−7
大阪	大阪バイオサイエンス研究所	吹田市古江台6-2
大阪	大阪大学	吹田市山田丘1-1
大阪	関西大学	吹田市山手町3-3-35
大阪	日本たばこ医薬総合研究所	高槻市紫町1−1
大阪	大阪医科大学	高槻市大学町2-7
大阪	大阪薬科大学	高槻市奈佐原4-20-1
大阪	日本農薬総合研究所	河内長野市小山田町345
大阪	日本ペイント研究開発センター	寝屋川市池田中町19
大阪	摂南大学	寝屋川市池田中町17
大阪	産業技術総合研究所大阪工業技術研究所	池田市緑丘1−8
大阪	大阪府立農林技術センター	羽曳野市尺度442
大阪	大阪府立産業技術総合研究所	和泉市あゆみ野2-7
大阪	大阪教育大学	柏原市旭ヶ丘4-698-1
大阪	関西医科大学	守口市文園町10-15
大阪	近畿大学	東大阪市小若江3-4-1
兵庫	大塚製薬赤穂研究所	赤穂市西浜北町1122
兵庫	神戸女学院大学	西宮市岡田山4-1
兵庫	大関総合研究所	西宮市今津出在家町
兵庫	兵庫医科大学	西宮市武庫川町1-1
兵庫	武庫川女子大学	西宮市池開町6-46
兵庫	関西学院大学	西宮市上ヶ原1-1-155
兵庫	鐘淵化学工業	高砂市高砂町宮前町1
兵庫	関西電力総合技術研究所	尼崎市若王子3
兵庫	塩野義製薬製造本部	尼崎市杭瀬寺島2−1
兵庫	和光純薬工業大阪研究所	尼崎市高田町6
兵庫	尼崎市立衛生研究所	尼崎市南塚口4-4-8
兵庫	神戸製鋼所化学環境研究所	神戸市西区高塚台1-5
兵庫	千寿製薬コーベクリエイティブセンター	神戸市西区室谷1−5
兵庫	日本ケミカルリサーチ研究所	神戸市西区室谷2−2
兵庫	通信総合研究所	神戸市西区岩岡町岩岡588
兵庫	神戸商科大学	神戸市西区学園西町8-2-1
兵庫	神戸学院大学	神戸市西区伊川谷町有瀬518
兵庫	神戸大学	神戸市灘区六甲台町1-1
兵庫	甲南大学	神戸市東灘区岡本8-9-1
兵庫	神戸薬科大学	神戸市東灘区本山北町4-19-1
兵庫	兵庫県立衛生研究所	神戸市兵庫区荒田町2-1-29
兵庫	神戸市環境保健研究所	神戸市中央区港島中町4-6
兵庫	住友化学工業生命工学研究所	宝塚市高司4−2
兵庫	ノバルティスファーマ宝塚研究所	宝塚市美幸町10
兵庫	日本臓器製薬生物活性科学研究所	加東郡社町木梨川北山
兵庫	兵庫教育大学	加東郡社町下久保942-1
兵庫	日本ベーリンガーインゲルハイム川西医薬研究所	川西市矢間3−10
兵庫	兵庫県立水産試験場	明石市二見町南二見
兵庫	兵庫県立中央農業技術センター	加西市別府町南ノ岡
兵庫	兵庫県立高齢者脳機能研究センター	姫路市西庄甲520
兵庫	姫路工業大学	姫路市書写2167
兵庫	姫路市環境衛生研究所	姫路市坂田町3
兵庫	理化学研究所播磨研究所	佐用郡三日月町光都
奈良	奈良県農業試験場	橿原市四条町88
奈良	奈良県立医科大学	橿原市四条町840
奈良	奈良先端技術科学大学院大学	生駒市高山町8916-5
奈良	奈良女子大学	奈良市北魚屋東町

都道府県	施設名称	施設所在地
奈良	奈良県衛生研究所	奈良市大森町57-6
和歌山	和歌山県衛生公害研究センター	和歌山市砂山南3-3-45
和歌山	和歌山市衛生研究所	和歌山市松江東3-2-67
鳥取	鳥取県園芸試験場	倉吉市大谷茶屋883
鳥取	鳥取大学	鳥取市湖山町南4-101
鳥取	鳥取県衛生研究所	鳥取市松並町2-470
島根	島根県立島根女子短期大学	松江市浜の木7-24-2
島根	島根大学	松江市西川津町1060
島根	島根県衛生公害研究所	松江市西浜佐陀町582-1
島根	同上畜産部育種繁殖研究室	太田市川合町吉永
島根	島根県農業試験場	出雲市芦渡町2440
島根	島根医科大学	出雲市塩治町89-1
岡山	林原生物化学研究所藤崎研究所	岡山市藤崎675
岡山	林原生物化学研究所天瀬研究所	岡山市天瀬南町7
岡山	岡山大学	岡山市津島中1-1-1
岡山	岡山理科大学	岡山市理大町1-1
岡山	岡山県環境保健センター	岡山市内尾739-1
岡山	川崎医科大学	倉敷市松島577
岡山	くらしき作陽大学	倉敷市玉島長尾3515
岡山	岡山県生物科学総合研究所	上房郡賀陽町吉川
岡山	岡山県立大学	総社市窪木111
岡山	新見公立短期大学	新見市西方1263-2
広島	湧永製薬広島事業所	高田郡甲田町下甲立
広島	大蔵省国税庁醸造研究所	東広島市鏡山3－7
広島	広島県産業科学技術研究所	東広島市鏡山3-10
広島	広島大学	東広島市鏡山1-3-2
広島	果樹試験場カキ·ブドウ支場	豊田郡安芸津町三津
広島	農林水産省中国農業試験場	福山市西深津町6－12
広島	福山大学	福山市東村町字三蔵985-1
広島	水産庁瀬戸内海水産研究所	佐伯郡大野町丸石
広島	広島県立農業技術センター	広島市八本松町原
広島	広島女子大学	広島市南区宇品東1-1-71
広島	広島県保健環境センター	広島市南区皆実1-6-29
広島	広島市衛生研究所	広島市西区商工センター4-1-2
広島	広島県立大学	庄原市七塚町562
山口	宇部興産宇部研究所	宇部市小串1978
山口	協和発酵防府工場技術研究所	防府市協和町1
山口	水産大学校	下関市永田本町2－7
山口	山口大学	山口市大字吉田1677-1
山口	山口県立大学	山口市桜畠3-2-1
山口	山口県環境保健研究センター	山口市葵2-5-67
徳島	大塚製薬大塚アッセイ研究所	徳島市川内町加賀須野
徳島	大塚製薬医薬第一第二研究所	同上
徳島	大塚製薬	同上
徳島	大塚製薬大塚GEN研究所	同上
徳島	大塚製薬研究管理部	同上
徳島	大塚製薬診断試薬部第5研究所	同上
徳島	大塚製薬徳島研究所	同上
徳島	大塚製薬徳島第二工場	徳島市川内町平石夷野224
徳島	大塚製薬分子医科学研究所	徳島市川内町加賀須野
徳島	徳島大学	徳島市新蔵町2-24
徳島	徳島文理大学	徳島市寺島本町東1-8
徳島	四国大学	徳島市応神町古川字戎子野123-1
徳島	徳島県保健環境センター	徳島市万代町5-71
徳島	大塚製薬第三研究開発棟	鳴門市撫養町立石字芥原
香川	農林水産省四国農業試験場	善通寺仙遊町1－3
香川	産業技術総合研究所四国工業技術研究所	高松市林町2217
香川	香川大学	高松市幸町1-1
香川	香川県衛生研究所	高松市朝日町5-3-105

都道府県	施設名称	施設所在地
香川	香川県産業技術センター醗酵食品研究所	小豆郡内海町苗羽
香川	香川医科大学	木田郡三木町大字池戸1750-1
愛媛	住友製薬愛媛バイオ工場	新居浜市惣開町
愛媛	愛媛県立果樹試験場	松山市下伊台1618
愛媛	愛媛大学	松山市道後樋又10-13
愛媛	愛媛県立衛生環境研究所	松山市三番町8-234
愛媛	愛媛県農業試験場	北条市上難波
愛媛	愛媛県立医療技術短期大学	伊予郡砥部郡高尾田543
高知	高知大学	高知市曙町2-5-1
高知	高知県衛生研究所	高知市丸の内2-4-1
高知	高知医科大学	南国市岡豊町小蓮
福岡	ウェルファイド研究本部開発研究所	築上郡吉富町大字小祝
福岡	福岡県農業総合試験場	筑紫野市大字吉木
福岡	九州大学	福岡市東区箱崎6-10-1
福岡	福岡大学	福岡市城南区七隅8-19-1
福岡	中村学園大学	福岡市城南区別府5-7-1
福岡	福岡歯科大学	福岡市早良区田村2-15-1
福岡	第一薬科大学	福岡市南区玉川町22-1
福岡	福岡市保健環境研究所	福岡市中央区地行浜2-1-34
福岡	九州工業大学	北九州市戸畑区仙水町1-1
福岡	北九州市環境科学研究所	北九州市戸畑区新池1-2-1
福岡	九州歯科大学	北九州市小倉北区真鶴2-6-1
福岡	産業医科大学	北九州市八幡西区医生ヶ丘1-1
福岡	久留米大学	久留米市旭町67
福岡	福岡県保健環境研究所	太宰府市大字向佐野字迎田39
佐賀	味の素九州工場	佐賀郡諸富町大字諸富津
佐賀	佐賀県農業試験研究センター	佐賀郡川副町南里
佐賀	大塚製薬佐賀栄養製品研究所	神埼郡東脊振村大字大曲
佐賀	産業技術総合研究所九州工業技術研究所	鳥栖市宿町807
佐賀	佐賀県工業技術センター	鍋島町八戸溝114
佐賀	佐賀大学	佐賀市本庄町1
佐賀	佐賀県衛生研究所	佐賀市八丁畷町1-20
長崎	果樹試験場カンキツ部	南高来郡口之津町
長崎	長崎県総合農林試験場	諫早市貝津町3118
長崎	長崎県工業技術センター	大村市池田2
長崎	長崎大学	長崎市文教町1-14
長崎	長崎県衛生公害研究所	長崎市滑石1-9-5
長崎	長崎市保健環境試験所	長崎市茂里町2-34
長崎	県立長崎シーボルト大学	西彼杵郡長与町吉無田郷822
熊本	農林水産省九州農業試験場	菊池郡西合志町
熊本	熊本県農業研究センター	菊池郡合志町栄
熊本	国立水俣病総合研究センター	水俣市浜4058
熊本	化学及び血清療法研究所	熊本市大窪1-6
熊本	熊本大学	熊本市黒髪2-39-1
熊本	崇城大学	熊本市池田4-22-1
熊本	九州東海大学	熊本市鹿渡9-1-1
熊本	熊本市環境総合研究所	熊本市画図町所島404-1
熊本	八代工業高等専門学校	八代市平山新町2627
熊本	熊本県保健環境科学研究所	宇土市栗崎町1240-1
大分	大分県産業科学技術センター	大分市高江西1-4361
大分	大分大学	大分市大字旦野原700
大分	大分県衛生環境研究センター	大分市芳河原台2-51
大分	大分医科大学	大分郡狭間町医大ヶ丘1-1
宮崎	宮崎県総合農業試験場	宮崎県宮崎郡大字下那珂
宮崎	宮崎医科大学	宮崎郡清武町大字木原5200
宮崎	宮崎大学	宮崎市学園木花台西1-1
宮崎	宮崎県衛生環境研究所	宮崎市学園木花台西2-3-2
宮崎	南九州大学	児湯郡高鍋町大字南高鍋11609
鹿児島	農林水産省野菜・茶業試験場	枕崎市別府

都道府県	施設名称	施設所在地
鹿児島	鹿児島県バイオテクノロジー研究所	肝属郡串良町細山田
鹿児島	鹿児島大学	鹿児島市郡元1-21-24
鹿児島	鹿児島県衛生研究所	鹿児島市城山町1-24
沖縄	琉球大学	中頭郡西原町字千原1
沖縄	沖縄県衛生環境研究所	島尻郡大里村字大里2085
沖縄	農水省国際農林水産業研究センター沖縄支所	石垣市字真栄里川良原

出典:文部科学省情報開示文書
旧科学技術庁所管
「組換えDNA実験指針」に基づく基準内実験実施状況調査表様式1の1平成12年度接受分
旧文部省所管
2000年度遺伝子組換え実験実施機関データ
注:大学は機関の所在地を示すもので、バイオ施設の所在地は上表に記載の所在地と異なる場合がある。

資料⑦

医歯薬科大学・国公立機関動物実験施設

都道府県	施設名称	施設所在地	面積㎡
北海道	北海道大学医学物動物実験施設	札幌市北区北15西7	5039
	北海道大学免疫科学研究所免疫動物実験施設	札幌市北区北15西7	592
	北海道大学薬学部病態動物管理室	札幌市北区北12西6	137
	旭川医科大学動物実験施設	旭川市西神楽4線5-3-11	2701
	北海道薬科大学動物実験室	小樽市桂岡町7-1	498
	東日本学園大学実験動物研究施設	石狩郡当別町字金沢1757	451
青森	弘前大学医学物動物実験施設	弘前市在府町5	4182
岩手	岩手医科大学動物飼育室	盛岡市内丸19番1号	1122
秋田	秋田大学医学部動物実験施設	秋田市本道1-1-1	2700
山形	山形大学医学部動物実験施設	山形市蔵王飯田字西の前	2844
宮城	東北大学医学部動物実験施設	仙台市青葉区星陵町2-1	5289
	東北大学薬学部動物舎	仙台市青葉区荒巻字青葉	315
	東北薬科大学実験動物センター	仙台市青葉区小松島4-4-1	1393
福島	福島県立医科大学附置研究所実験動物部門	福島市杉妻町5-75	2000
	東北歯科大学実験動物共同研究施設	郡山市富田町字三角堂31-1	350
群馬	群馬大学医学部動物実験施設	前橋市昭和町3-39-22	4229
栃木	自治医科大学動物センター	栃木県河内郡南河内町薬師寺	2015
	独協医科大学総合研究施設動物飼育実験室	栃木県下都賀郡壬生町字北小林	1917
茨城	筑波大学動物実験センター	新治郡桜村天王台1-1-1	4272
	国立感染症研究所筑波医学研究用霊長類センター	つくば市八幡台1	
埼玉	埼玉医科大学実験動物施設	入間郡毛呂山町毛呂本郷38	2301
	防衛医科大学校動物実験施設	所沢市並木3-2	1611
	城西歯科大学実験動物センター	坂戸市けやき台1-1	536
	城西大学薬学部動物飼育施設	坂戸市けやき台1-1	265
	埼玉県立がんセンター研究所動物実験室	北足立郡伊奈町小室818	720
千葉	千葉大学医学部動物実験施設	千葉市中央区亥鼻1-8-1	4200
	千葉県がんセンター動物実験室	千葉市中央区仁戸名町666-2	480
	東京歯科大学動物舎	千葉市美浜区真砂1-2-2	859
	放射線医学総合研究所動植物管理課	千葉市稲毛区穴川4-9-1	5964
	東邦大学薬学部動物舎	船橋市三山2-2-1	160
東京	帝京大学医学部動物実験施設	板橋区加賀2-11-1	3200
	日本大学医学部実験医学動物施設	板橋区大谷口上町30-1	1332
	東京都老人総合研究所実験動物施設	板橋区栄町35-2	1768
	癌研究所動物室	豊島区上池袋1-37-1	584
	日本大学理工学部薬学科実験動物飼育室	千代田区神田駿河台1-8	51
	日本歯科大学実験動物施設	千代田区富士見1-9-20	
	科学警察研究所実験動物施設	千代田区三番町6	150
	日本医科大学実験動物管理室	文京区千駄木1-1-5	424
	東京大学医学部動物実験施設	文京区本郷7-3-1	5673
	順天堂大学医学部実験動物管理室	文京区本郷2-1-1	968
	東京医科歯科大学医学部動物実験施設	文京区湯島1-5-45	4200
	東京都臨床医学総合研究所動物室	文京区本駒込3-81-22	827
	慶応大学医学部実験動物センター	新宿区信濃町35	2223
	東京医科大学動物実験センター	新宿区新宿6-1-1	912
	国立感染症研究所本庁実験動物施設	新宿区戸山1-23-1	2250
	東京女子医科大学実験動物中央施設	新宿区河田町8-1	593
	東京理科大学薬学部実験動物研究施設	新宿区市谷船河原町12	208
	東京慈恵会医科大学実験動物研究部	港区西新橋3-25-8	1220
	東京大学医科学研究所実験動物研究施設	港区白金台4-6-1	
	国立公衆衛生院生物実験棟	港区白金台4-6-1	1210
	北里大学薬学部実験動物舎	港区白金5-9-1	300
	北里研究所動物室	港区白金5-9-1	1220
	共立薬科大学動物室	港区芝公園1-5-30	122
	東邦大学医学部総合研究部実験動物センター	大田区大森西5-21-16	1644
	昭和大学医学部動物舎	品川区旗の台1-5-8	887
	星薬科大学動物センター	品川区荏原2-4-41	330
	国立がんセンター研究所実験動物管理室	中央区築地5-1-1	2292
	昭和薬科大学実験動物研究施設	世田谷区弦巻5-1-8	295
	国立衛生試験所安全性生物試験研究センター	世田谷区上用賀1-18-1	10891
	杏林大学医学部実験動物研究施設	三鷹市新川6-20-2	2480

都道府県	施設名称	施設所在地	面積㎡
東京	国立感染症研究所村山分室実験動物管理室	武蔵村山市学園4-7-1	
	国立多摩研究所第1動物実験棟	東村山市青葉町4-2-1	3931
	明治薬科大学田無校動物飼育室	田無市谷戸町1-22-1	66
	東京都神経科学総合研究所実験動物室	府中市武蔵台2-6	977
	東京薬科大学実験動物研究施設	八王子市堀之内1432-1	1093
神奈川	横浜市立大学医学部基礎実験動物舎	横浜市浦船町2-33	380
	鶴見大学歯学部実験動物舎	横浜市鶴見区2-1-3	380
	聖マリアンヌ医科大学中央実験動物飼育管理研究施設	川崎市宮前区菅生2095	1181
	厚生労働省産業医学総合研究所動物実験施設	川崎市多摩区長尾6-21-1	2525
	神奈川歯科大学動物舎	横須賀市稲岡町82	528
	北里大学医学部実験動物系	相模原市北里1-15-1	2472
	東海大学医学部共同利用研究室動物室	伊勢原市望星台	1260
	帝京大学薬学部中央実験動物施設	津久井郡相模湖町寸沢嵐1091-1	631
山梨	山梨医科大学動物実験施設	中巨摩郡玉穂村下河東	890
長野	信州大学医学部動物実験施設	松本市旭3-1-1	
	松本歯科大学動物実験室	塩尻市広丘郷原1780	954
新潟	新潟大学医学部動物実験施設	新潟市旭町通1-757	4243
	日本歯科大学新潟歯学部動物舎	新潟市浜浦町1-8	224
	新潟歯科大学動物飼育実験施設	新潟市上新栄町5829	312
富山	富山医科薬科大学動物実験センター	富山市杉谷2630	3037
石川	金沢大学医学部動物実験施設	金沢市宝町13-1	4415
	金沢医科大学共同研究動物室	河北郡内灘町大学1-1	1228
福井	福井医科大学動物実験施設	吉田郡松岡町下合月23	903
静岡	浜松医科大学動物実験施設	浜松市半田町3600	2759
	静岡薬科大学実験動物センター	静岡市小鹿2-2-1	250
	国立遺伝学研究所哺乳類研究室	三島市谷田1111	390
愛知	名古屋大学医学部動物実験施設	名古屋市昭和区鶴舞町65	6292
	名古屋市立大学医学部実験動物共同飼育施設	名古屋市瑞穂区瑞穂町字川澄1	217
	名古屋市立大学薬学部動物飼育施設	名古屋市瑞穂区田辺通3-1	410
	名城大学薬学部実験動物センター	名古屋市天白区天白町八事裏山15	600
	愛知県がんセンター	名古屋市千種区田代町81-1159	1068
	岡崎国立共同研究機構生理学研究所動物実験施設	岡崎市明大寺町字西郷中38	2690
	愛知県心身障害者コロニー動物実験施設	春日井市神屋町713-8	549
	藤田学園保健衛生大学医学部実験動物センター	豊明市沓掛町田楽1-98	2400
岐阜	朝日大学歯学部実験動物飼育施設	本巣郡穂積町穂積1851	
	岐阜薬科大学動物飼育舎	岐阜市三田洞東5-6-1	305
三重	三重大学医学部動物実験施設	津市江戸橋2-174	4399
滋賀	滋賀医科大学動物実験施設	大津市瀬田町月輪町	2400
京都	京都大学医学部動物実験施設	京都市左京区吉田近衛町	6490
	京都大学薬学部動物飼育室	京都市左京区吉田下阿達町46-29	145
	京都大学ウイルス研究所ウイルス感染動物実験施設	京都市左京区聖護院川原町	330
	京都府立医科大学実験動物室	京都市上京区河原町通小路上ル梶井町465	
	京都薬科大学中央動物研究施設	京都市山科区御陵中内町5	1000
大阪	大阪医科大学実験動物センター	高槻市大学町2-7	619
	大阪薬科大学実験動物センター	高槻市奈佐原4-20-1	
	摂南大学薬学部動物飼育室	枚方市長尾峠町45-1	311
	大阪大学医学部付属動物実験施設	吹田市山田丘2-2	
	大阪大学歯学部中央研究室動物実験室	吹田市山田丘1-8	612
	大阪大学薬学部共同動物研究施設	吹田市山田丘1-6	365
	大阪大学微生物病研究所感染動物実験施設	吹田市山田丘3-17	2641
	大阪大学細胞工学センター動物飼育室	吹田市山田丘1-13	390
	国立循環器病センター動物実験施設	吹田市藤白台5	1499
	大阪歯科大学実験動物施設	大阪市東区京橋1-47	634
	大阪府立成人病センター研究所動物実験施設	大阪市東成区中道1-3-2	1160
和歌山	和歌山県立医科大学動物室	和歌山市九番丁9	600
兵庫	神戸大学医学部動物実験施設	神戸市中央区楠町7-5-1	4070
	神戸学院大学薬学部共同動物実験室	神戸市西区伊川谷町有瀬518	493
	神戸女子薬科大学中央動物実験室	神戸市東灘区本山北町4-19-1	341
	兵庫医科大学共同研究室中央動物実験室	西宮市武庫川町1-1	1668
鳥取	鳥取大学医学部動物実験施設	米子市西町86	1093

都道府県	施設名称	施設所在地	面積㎡
岡山	岡山大学医学部動物実験施設	岡山市鹿田町2-5-1	4475
	岡山大学歯学部動物実験施設	岡山市鹿田町2-5-1	695
島根	島根医科大学動物実験施設	出雲市塩冶町89-1	3119
広島	広島大学医学部付属動物実験施設	広島市南区霞1-2-3	
	広島大学歯学部動物舎	広島市南区霞1-2-3	249
	広島大学原爆放射能医学研究所放射線照射動物実験施設	広島市南区霞1-2-3	750
山口	山口大学医学部動物実験施設	宇部市大字小串1144	750
徳島	徳島大学医学部動物実験施設	徳島市蔵本町3-18-15	4200
	徳島大学歯学部総合研究室動物部門	徳島市蔵本町3-18-15	339
	徳島大学薬学部動物舎	徳島市庄町1-78	100
	徳島文理大薬学部実験動物舎	徳島市寺島本町1-8	
香川	香川医科大学動物実験施設	木田郡三木町大字池戸1750-1	490
愛媛	愛媛大学医学部動物実験施設	温泉郡重信町大字志津川	2841
高知	高知医科大学付属動物実験施設	南国市岡豊町小蓮	
福岡	九州大学医学部動物実験施設	福岡市東区馬出3-1-1	6250
	九州大学歯学部動物実験施設	福岡市東区馬出3-1-1	
	九州大学薬学部動物飼育舎	福岡市東区馬出3-1-1	269
	福岡大学アニマルセンター	福岡市城南区七隈7-45-1	3688
	福岡歯科大学アニマルセンター	福岡市早良区大字田700	1633
	第一薬科大学動物舎	福岡市南区玉川町22-1	203
	国立病院九州がんセンター臨床研究部動物室	福岡市南区野多目595	100
	九州歯科大学動物実験施設	北九州市小倉北区真鶴2-6-1	193
	産業医科大学動物研究センター	北九州市八幡西区医生ヶ丘1-1	
	久留米大学医学部動物実験センター	久留米市旭町67	2000
佐賀	佐賀医科大学動物実験施設	佐賀市鍋島5-1-1	
長崎	長崎大学医学部動物実験施設	長崎市坂本町12-4	4204
	長崎大学薬学部実験動物室	長崎市文教町1-14	100
	長崎大学熱帯医学研究所熱帯性病原体感染動物実験施設	長崎市坂本町12-4	340
熊本	熊本大学医学部動物実験施設	熊本市本荘2-2-1	4254
宮崎	宮崎医科大学動物実験施設	宮崎郡清武町木原5200	2700
鹿児島	鹿児島大学医学部動物実験施設	鹿児島市宇宿町1208-1	4248
	鹿児島大学歯学部中央動物舎	鹿児島市宇宿町1208-1	839
沖縄	琉球大学医学部動物実験施設	中頭郡西原町字上原207	890

出典:実験動物学会「医歯薬科大学実験動物施設一覧」(1985年9月調査)を参考に作成。

資料⑧

参考文献（年代順）

■バイオハザード

M.Meselson et al.: "The Sverdlovsk Anthrax Outbreak of 1979", Science, 266, 1202-1208, Nov.1994.

リチャード・プレストン『ホット・ゾーン』上・下巻（高見浩訳、飛鳥新社、一九九四年）

本庄重男「旧ソ連で起きたバイオハザード」（『技術と人間』一九九五年十月）

山内一也『エマージングウイルスの世紀』（河出書房新社、一九九七年）

ケン・アリベック「バイオハザード」（山本光伸訳、二見書房、一九九九年）

別冊宝島編「生物災害の悪夢」（別冊宝島四九五号、二〇〇〇年）

ローリー・ギャレット『カミング・プレイグ』上・下巻（山内一也監修、野中浩一・大西政夫訳、河出書房新社、二〇〇〇年）

エド・レジス『悪魔の生物学』（柴田京子訳、山内一也監修、河出書房新社、二〇〇一年）

ウェンディ・バーナビー『生物兵器地図』（楡井浩一訳、NHK出版、二〇〇二年）

山内一也『プリオン病の謎に迫る』（NHKブックス、二〇〇二年）

山内一也・三瀬勝利『忍び寄るバイオテロ』（NHKブックス、二〇〇三年）

■バイオテクノロジー

福本英子『危機の遺伝子』（技術と人間、一九八二年）

柴谷篤弘『バイオテクノロジー批判』（社会評論社、一九八二年）

山口研一郎『生命をもて遊ぶ現代の医療』（社会評論社、一九九五年）

金城清子『生殖革命と人権』（中央公論、一九九六年）

広井良典『遺伝子の技術、遺伝子の思想』（中央公論、一九九六年）

小松美彦『死は共鳴する』（勁草書房、一九九六年）

山口研一郎編著『操られる生と死』（小学館、一九九八年）

リチャード・レウォンティン『遺伝子という神話』（川口啓明／菊池昌子訳、大月書店、一九九八年）

「特集・遺伝子操作」（『現代思想』一九九八年九月、青土社）

第三世界ネットワーク：『バイオテクノロジーの危険管理』（本庄重男／芝田進午編訳、技術と人間、一九九八年）

戸田清「トリプトファン事件」（『生命操作事典』緑風出版、一九九九

八年）
ジェレミー・リフキン『バイテクセンチュリー』鈴木主税訳、集英社、一九九九年）
山田康之、佐野浩編著『遺伝子組み換え植物の光と影』（学会出版センター、一九九九年）
本庄重男「バイオテクノロジーがもたらす負の遺産」（『技術と人間』一九九九年十月）
ジェーン・リスラー、マーガレット・メロン『遺伝子組み換え作物と環境への危機』（阿部利徳、小笠原宣好、保木本利行訳、合同出版、一九九九年）
柳下登監著、塚平広志、杉田史朗『遺伝子組み換え作物に未来はあるか』（本の泉社、一九九九年）
藤原邦達編著『検証　遺伝子組み換え食品』（家の光協会、二〇〇〇年）
ローリー・B・アンドルース『ヒト・クローン無法地帯』（望月弘子訳、紀伊国屋書店、二〇〇〇年）
ルース・ハッバード／イライジャ・ウオールド『遺伝子万能神話をぶっとばせ』（佐藤雅彦訳、東京書籍、二〇〇〇年）
メイワン・ホー『遺伝子を操作する』（小沢元彦訳、三交社、二〇〇〇年）
天笠啓祐『遺伝子組み換えとクローン技術、100の疑問』（東洋経済新報社、二〇〇〇年）
三瀬勝利『遺伝子組み換え食品の〈リスク〉』（NHKブックス、二〇〇一年）
本庄重男「バイオ技術は欠陥技術」（『技術と人間』二〇〇一年四月）
池田清彦、金森修『遺伝子改造社会あなたはどうする』（洋泉社、二〇〇一年）
粥川準二『人体バイオテクノロジー』（宝島社、二〇〇一年）
エヴリン・フォックス・ケラー『遺伝子の新世紀』（長野敬／赤松真紀訳、青土社、二〇〇一年）
リチャード・ハインバーグ『神を忘れたクローン技術の時代』（橋本須美子訳、原書房、二〇〇一年）
「特集・バイオテクノロジーは人や暮らしをどう変えるか」（『技術と人間』二〇〇一年十二月）
「特集・生命科学の最先端」（『世界』岩波書店、二〇〇二年三月）

■安全性と人間の権利、環境権

武谷三男編著『安全性の考え方』（岩波新書、六七年）
武谷三男編著『特権と人権』（勁草書房、七九年）
DNA問題研究会『市民による遺伝子操作白書』（技術と人間、一九八三年）
芝田進午編『生命を守る方法――バイオ時代の人間の権利』（晩聲社、一九八八年）
芝田進午編『論争・生物災害を防ぐ方法――バイオ時代の人間の権

利』（晩聲社、一九九〇年）
芝田進午編『バイオ裁判――バイオ時代の人権と予研裁判』（晩聲社、一九九三年）
常石敬一『医学者たちの組織犯罪』（朝日新聞社、一九九四年）
松下一成『ミドリ十字と七三一部隊』（三一書房、一九九六年）
シェルダン・H・ハリス『死の工場』（近藤昭二訳、柏書房、一九九九年）
市川定夫『環境学　第三版』（藤原書店、一九九九年）
武谷三男『危ない科学技術』（青春出版社、二〇〇〇年）
新井秀雄著『科学者として』（幻冬舎、二〇〇〇年）
予研＝感染研裁判原告の会／予研＝感染研裁判弁護団『バイオハザード裁判』（緑風出版、二〇〇一年）
「特集・科学技術とリスク論」（『情況』二〇〇二年一月、情況出版）

資料⑨

バイオハザード関連年表——新興・再興病原体を中心に——

一九六七年八月	マールブルグによる出血性・発熱性の重症疾病（マールブルグ病）が、西ドイツのマールブルグとフランクフルトおよびユーゴスラビアのベオグラードで発生。一次患者は二五名で何れもアフリカから輸入したミドリザルを実験材料としていた研究者、二次患者は六名で何れも一次患者の世話をしていた医療関係者や妻。死亡者は七名で一次患者のみ。当時まで未知であったマールブルグウイルスをミドリザルが保有していたためで、近年における新興感染症の最初の例。
一九六九年一月	ナイジェリア東北部奥地のラッサ村で伝道看護師がラッサウイルス感染によるラッサ熱を発症。
一九七〇年九月	世界保健機関（ＷＨＯ）が医学実験用サルの検疫・繁殖体制確立を求めて、科学者グループの会議を招集し、勧告意見を発表。
一九七三年三月	英国のロンドン大学で天然痘ウイルス漏出・感染事故発生。感染者四名、死亡者二名。
一九七五年二月	米国で、遺伝子組み換え実験をめぐる国際科学者会議（第二回アシロマ会議）開催。実験の自主規制を決める。
一九七五年	英国のロンドン衛生学熱帯医学校で天然痘ウイルスの漏出・感染事故発生。研究職員一名、職員外のひと二名が死亡。
一九七五年（～一九八二年）	仙台、和歌山、新潟、神戸、大阪、愛媛、名古屋等の大学の実験動物施設二七カ所で、ラットの腎症候性出血熱ウイルス感染が拡がり、関係者一四四名の感染を確認（うち一名は死亡）。
一九七六年	米国の疾病予防センター（ＣＤＣ）で、実験者二名が、ロッキー山紅斑熱リケッチアに感染・死亡。
一九七六年	米国フォートデトリックの陸軍感染症研究所で、一九五〇年から二十五年間にわたり、四二三件の各種病原体感染事故（三名の死亡ふくむ）が発生していたことが判明。
一九七六年六月	スーダンのヌザーラ町でエボラウイルス感染によるエボラ出血熱患者発生。
一九七六年六月	米国の保健衛生研究所（ＮＩＨ）が「組み換えＤＮＡ実験指針」を発表。
一九七六年七月	米国、フィラデルフィアのホテルでの在郷軍人集会で、空調経路を介して拡がったレジオネラ（細菌）の感染により一

八二名もの急性肺炎患者が発生。合計二二一名の患者のうち二九名が死亡。

一九七六年八月	ザイールのヤンブク村でエボラ出血熱患者次々に発生。
一九七八年	米国でエイズ流行始まる（保健衛生当局公式見解）。
一九七八年八月	英国、バーミンガム大学で天然痘ウイルス漏出。実験室外の一人が感染・発病し死亡。担当の教授は引責自殺。
一九七九年	東京都立荏原病院にレベル4相当の患者隔離施設完成。
一九七九年三月	文部省、「組み換えＤＮＡ実験指針」を公布。
一九七九年四月	旧ソ連、スヴェルドロフスク市（現エカテリンブルグ市）で、軍の微生物研究施設（生物兵器開発施設）から炭疽菌漏出。市内南北方向へ風下四キロメートルの範囲の住民の間で、吸入炭疽（肺炭疽）患者が多数発生（一一〇名発病、六六名死亡）。
一九七九年八月	科学技術庁が「組み換えＤＮＡ実験指針」を公布。
一九八〇年五月	世界保健機関（ＷＨＯ）が、総会で全世界天然痘根絶宣言を発表。
一九八一年三月	国立予防衛生研究所（現感染症研究所）村山分室に、著しく危険な病原体を扱うためのＰ４実験施設完成。
一九八一年十月	わが国で、成人Ｔ細胞白血病（ＡＴＬ）の病原ウイルス発見。
一九八二年二月	米国オレゴン州で、病原性大腸菌Ｏ—一五七による出血性下痢症流行。
一九八五年四月	英国ケント州の牧場で、ウシの海綿状脳症（ＢＳＥ、俗称：狂牛病）が発生。ヒツジのスクレイピーと同類の病気で、病原体はプリオン。
一九八六年七月	パリ市内のパスツール研究所で、同じ研究棟で働いているバイオ研究者のうち七名もが一～三年の間に、一般にはきわめて稀なリンパ芽球性リンパ肉腫に罹っていたことが報ぜられる。共通の発ガン性化学物質または発ガン性ウイルスやガン遺伝子に触れていた可能性あり。
一九八八年	科研製薬（株）のバイオ研究施設建設計画に龍ケ崎市民が反対し、計画を撤回させる。
一九八八年（～一九八九年）	昭和電工・Ｌトリプトファン食品公害事件。

一九八八年四月	つくば市の理研のＰ４実験の差し止めを求めて住民が提訴。
一九八九年三月	国立予防衛生研究所（予研）の移転・実験差し止めを求めて東京都新宿区の住民らが提訴。
一九八九年十月	米国首都ワシントン近郊、レストンの民間霊長類検疫施設に収容中のフィリピン産カニクイザルで、ヒトのエボラ出血熱類似の急性致死性疾病が多発。病原ウイルスはエボラウイルスに近似するサルエボラウイルスと判明。ヒトに対する病原性は認められず。
一九八九年十一月	国立予研筑波医学実験用霊長類センターの繁殖棟で繁殖・育成中のカニクイザルで、サル水痘ウイルスの感染・流行が突発。一九九〇年四月に流行が終わるまでの間一一一頭が発症し、うち一五頭が死亡、三一頭が安楽殺された。同繁殖コロニーで種ザルとして長年飼育されていた野生由来サルに潜在感染していた同ウイルスが活性化し、同コロニーで出生・成長したため免疫の無いサルの間に拡がったことによる流行発生。
一九九二年一月	ペルーでエルトール・稲葉型コレラ菌によるコレラの大流行。
一九九二年十一月	インド南部、東部地方で、新型の真性コレラ菌血清型Ｏ１３９によるコレラ流行。
一九九三年	ＷＨＯ「病原体実験施設安全対策必携」第二版を発行。病原体施設への規制を厳しくした。
一九九三年一月	京大医学部動物実験施設でラットと職員に腎症候性出血熱ウイルスの感染流行。
一九九三年六月	つくばＰ４訴訟に判決（原告住民敗訴）。
一九九三年六月	オウム真理教亀戸施設で周辺地域に炭疽菌散布テロ実施（失敗）。
一九九三年十一月	米国ハンタウイルス肺症候群の原因ウイルスの分離成功（後日、シンノンブレウイルスと命名）。
一九九四年八月	オーストラリアのクイーンズランド州ブリスベーン近郊で、ウマとヒトの致死的感染症、ヘンドラウイルス病発生（後にこのウイルスの固有宿主はコウモリであること判明）。
一九九四年九月	米国、エール大学でサビアウイルスに実験室で感染した研究者が、大学当局や自治体に無届けのまま旅行していた事件発生。市民の厳しい批判。自治体規制当局から研究室閉鎖指示もあり得るとの警告。
一九九五年一月十七日	兵庫県南部地震発生。バイオ施設も多数被害発生。
一九九五年三月	オウム真理教集団が東京地下鉄でサリンを散布（化学テロ）。一般市民に被害者多数発生。

一九九六年	日本全国でO—一五七による出血性下痢症発生。
一九九六年三月	ウシ海綿状脳症（ＢＳＥ、いわゆる狂牛病）の病原体プリオンがヒトでの新変異型クロイツフェルト・ヤコブ病（ｎｖＣＪＤ）の原因になっているとの英国政府見解発表。
一九九六年十月	日本たばこ産業のバイオ施設の情報公開を求め、大阪府高槻市の住民が高槻市を提訴。
一九九七年一月	ＷＨＯ、「保健関係施設の安全性」発行。バイオ施設の立地を規制する。
一九九八年九月	マレーシアで、ヘンドラウイルス類似のウイルスによるブタとヒトの脳炎流行（後日、この原因ウイルスはヘンドラと別属のニパーウイルスと命名）。
一九九九年四月	感染症の予防及び感染症の患者に対する医療に関する法律施行。
一九九九年八月	ニューヨークで、ウエストナイル熱ウイルスによる鳥類の発症・死亡が発生。次いで市民の間でも同ウイルスの感染による脳炎患者が多発し全米各地に被害拡がる。
二〇〇一年三月	予研（東京都新宿区）実験差し止め訴訟で一審判決（原告敗訴、直ちに控訴）。
二〇〇一年四月	日本でもようやく情報公開法施行。
二〇〇一年六月	日本たばこバイオ施設（大阪府高槻市）情報公開訴訟で一審判決（原告敗訴、直ちに控訴）。
二〇〇一年九月	米国、ニューヨーク、フロリダ州、ワシントンＤＣ等で炭疽菌を使ったバイオテロ続発。
二〇〇二年十二月	日本たばこバイオ施設情報公開訴訟で二審判決（住民逆転勝訴）。
二〇〇三年二月	新型の肺炎、重症急性呼吸器症候群（ＳＡＲＳ）患者が発生。死亡者も多い。流行は中国広東省から世界各地へ急速に拡延中。病原体はコロナウイルスとの見方が有力（ＷＨＯ見解）。

あとがき

この本は、バイオハザード予防市民センターの中心的な担い手たちにより、分担執筆されました。細部の修正・加筆と全体の調整・編集は、センター事務局長川本幸立および代表本庄重男により行なわれました。緑風出版の高須次郎氏から企画の提示を頂いて以来一年半を経過して、ようやく刊行に至った次第です。

バイオハザード予防市民センターは市民的立場に立つ自主・独立の研究と実践の組織です。その活動は、一九九九年三月、故芝田進午氏（広島大学名誉教授、哲学・社会学）の呼び掛けに応じて集まった、さまざまな職業さまざまな専門分野そしてさまざまな年齢層の人々により始められました。その目的は、①バイオ時代の環境保全・安全性確保・人権擁護のための理論を発展させること、②そのための情報を収集して情報センターの役割を果たすこと、③バイオ時代の科学・技術・環境問題をとくに安全性の観点から研究すること、④バイオ施設の安全性を求める各地の住民と連帯してバイオ施設（とくに病原体実験施設）に対する法的・社会的規制の確立を目指すこと等です。年一回の会員総会および毎月の幹事会で活動方針の検討や研究的討議などを行ない、それらに従って公開の研究セミナーやほぼ隔月刊のニュースレターの発行および関係各方面への働きかけ等を行なっています。

この本に盛られた理論や考えのほとんどすべては、当センターの活動を通じて現在までに到達した私たち自身のものです。今後の研究と実践活動の結果、改めるべきところが生ずるかもしれませんが、その時には改めて意見を公表するつもりでおります。ともあれ、執筆者一同は、読者の皆さまがこの本から実生活の安全確保のために少しでも役立つ点を読み取って下さり、この困難なバイオ時代を安全・確実に生きて行かれるよう願って止みません。

本庄重男

最後に、出版不況と言われる情勢下にもかかわらず、このようないささか重苦しい本の出版を企図され、遅筆の私どもを激励して下さった緑風出版の高須氏始め社員の方々に感謝申し上げます。

〈執筆者略歴〉

本庄　重男（ほんじょう　しげお）Q2、4、11～14　コラム2～4、7、8、13

1929年東京都生まれ。東京大学農学部卒。農学博士。国立予防衛生研究所・筑波医学実験用霊長類センター所長、愛知大学教授を歴任。国立感染症研究所名誉所員。日本霊長類学会名誉会員。『バイオテクノロジーの危険管理』（編・訳）、その他専門論文・図書多数。バイオハザード予防市民センター（略称：バイオ市民センター）代表幹事。

新井　秀雄（あらい　ひでお）Q1、3、5、10、15　コラム9、11

1942年静岡県生まれ。北海道大学獣医学部卒。獣医学博士。国立感染症研究所主任研究官として百日咳、溶血連鎖球菌などの研究に従事し、2003年3月退官。著書に『科学者として』（幻冬舎）など。バイオ市民センター幹事。

臼田　篤伸（うすだ　とくのぶ）コラム1

1945年長野県生まれ。東京医科歯科大学歯学部大学院修了。歯科医師、歯学博士。風邪の発生メカニズムとそれへの対策を研究するとともに、薬／ワクチン漬け医療への批判を行なう。著書に『さらば、風邪薬』（三一書房）、『こんなに効くぞぬれマスク』（農文協）、『風邪に勝つ本』『ぬれマスク先生のここがおかしい風邪の常識』（ローカス）など。バイオ市民センター幹事。

長島　功（ながしま　いさお）Q4、16、20～22　コラム5、6

1950年千葉県生まれ。広島大学総合科学部大学院修了。翻訳業。予研＝感染研裁判の会世話人。ＷＨＯのバイオセーフティ指針及び各国のバイオセーフティに関する法律や指針を研究。主要論文に「国・感染研はＷＨＯ指針を真摯に受けとめよ」（『技術と人間』2002年4月）、「ＷＨＯ指針に照らしてみた感染研の問題点」（『技術と人間』2002年11、12月）など。バイオ市民センター幹事。

麓　正博（ふもと　まさひろ）コラム12

1952年生まれ。団体職員。社会文化学会会員。主要論文に「障害者と性－福祉現場からみた性の諸相」（『場－ポトス』第4号、こうち書房、1994年）、「福祉の中の対話性の問題」（『社会文化研究』第2号、社会文化学会、1998年）、「“対話性”の回復と“福祉社会”実現への課題」（同第3号、2000年）など。バイオ市民センター幹事。

川本　幸立（かわもと　ゆきたつ）Q6、7、9、17、19、23～27　コラム10

1952年兵庫県生まれ。大阪大学工学部卒。一級建築士。まちづくり、自然保護などのNPO活動に取り組む。論文に「国立感染研の危険性7」（『技術と人間』2000年11月）、「千葉の自然環境の保全と再生に向けて」（『ちば－教育と文化』第60号）など。バイオ市民センター事務局長。

本田　孝義（ほんだ　たかよし）Q8、18

1968年岡山県生まれ。法政大学文学部卒。新井秀雄さんを支える会事務局長、予研＝感染研裁判を支援する会世話人。映像作家。主な作品に『科学者として』（1999年）『ニュータウン物語』（2003年）など。バイオ市民センター幹事。

〈著者略歴〉

バイオハザード予防市民センター（ばいおはざーどよぼうしみんせんたー）

代表幹事＝本庄重男

〒267-0065　千葉市緑区大椎町1188-78川本方　TEL&FAX043-294-2138

e-mai yuki.kawamoto@nifty.ne.jp

http;//homepage2.nifty.com/bio-anzenkenn

プロブレムQ＆A

教えて！バイオハザード

［基礎知識から予防まで］

2003年5月10日　初版第1刷発行　　定価1800円＋税

著　者　バイオハザード予防市民センター©

発行者　高須次郎

発行所　緑風出版

〒113-0033　東京都文京区本郷2-17-5　ツイン壱岐坂

〔電話〕03-3812-9420　〔FAX〕03-3812-7262　〔郵便振替〕00100-9-30776

［E-mail］info@ryokufu.com

［URL］http://www.ryokufu.com/

装　幀　堀内朝彦

組　版　R 企 画　　印　刷　モリモト印刷・巣鴨美術印刷

製　本　トキワ製本所　　用　紙　大宝紙業　　E3000

ISBN4-8461-0212-2　C0336　落丁・乱丁はお取り替えいたします。

●緑風出版の本

▨全国のどの書店でもご購入いただけます。
▨店頭にない場合は、なるべく書店を通じてご注文ください。
▨表示価格には消費税が転嫁されます。

バイオハザード裁判
――予研＝感染研実験差し止めの法理
予研＝感染研裁判原告の会、予研＝感染研裁判弁護団編著
A5判上製 三五六頁 4800円
遺伝子組み換えや新病原体の出現により、バイオハザード＝生物災害の危険性が高まっている。本書は、住民の反対を押し切って都心の住宅地に強行移転してきた予研＝感染研の移転と実験差止めを求め、問題点を明らかにした訴訟の記録。

バイオパイラシー
――グローバル化による生命と文化の略奪
バンダナ・シバ著 松本丈二訳
四六判上製 二六四頁 2400円
グローバル化は、世界貿易機関を媒介に「特許獲得」と「遺伝子工学」という新しい武器を使って、発展途上国の生活を破壊し、生態系までも脅かしている。世界的な環境科学者・物理学者の著者による反グローバル化の思想。

生命操作事典
生命操作事典編集委員会編
A5判上製 四九六頁 4500円
脳死、臓器移植、出生前診断、ガンの遺伝子治療、クローン動物など、生や死が人為的に容易に操作される時代。我々の「生命」はどのように扱われようとしているのか。医療、バイオ農業を中心に50項目余りをあげ、問題点を浮き彫りに。

人クローン技術は許されるか
御輿久美子他著
四六判上製 二三六頁 2000円
いわゆる「人クローン規制法」の内容と問題点を分析し、クローン技術がもたらすさまざまな脅威を明らかにする。生命倫理、宗教、人権の視点から厳しい規制を課す欧米諸国の状況と比較して、日本の歯止めなき推進の実態を浮き彫りにする。

エイリアン・スピーシーズ
セレクテッド・ドキュメンタリー
――在来生態系を脅かす移入種たち
平田剛士著
四六判並製 三二〇頁 2200円
自然分布している範囲外の地域に人が持ち込んだ種を移入種という。アライグマ、マングース、ブラックバスなどの移入種によって従来の生態系が影響をうけている。本書は北海道から沖縄まで移入種問題を追い、その対策を考える。

O-157と無菌社会の恐怖
——HACCPシステムの問題点

久慈力著

四六判並製
二一六頁
1700円

全国に食中毒パニックを引き起こしたO-157事件。原因が究明されないまま、厚生省は「HACCP（ハセップ）」という殺菌消毒衛生システムを導入しようとしている。だがこれは安全で信用できるのか。問題点を徹底検証する。

安全な暮らし方事典

日本消費者連盟編

A五判並製
三五九頁
2600円

ダイオキシン、環境ホルモン、遺伝子組み換え食品、食品添加物、電磁波等、今日ほど身の回りの生活環境が危機に満ちている時代はない。本書は問題点を易しく解説、対処法を提案。これで賢い消費者に！　日本消費者連盟30周年記念企画。

狂牛病
——イギリスにおける歴史

リチャード・W・レーシー著／渕脇耕一訳

四六判上製
三一二頁
2200円

牛海綿状脳症という狂牛病の流行によって全英の牛に大被害がもたらされ、また、人間にも感染することがわかり、人々を驚愕させた。本書は、世界的な狂牛病学者の著者が全く治療法のない狂牛病をわかり易く、詳しく解説した話題の書！

終りなき狂牛病
——フランスからの警鐘

エリック・ローラン著／門脇　仁訳

四六判上製
二四八頁
2200円

英国から欧州大陸へと上陸した狂牛病。仏政府は安全宣言を繰り返すが、狂牛病は拡大する。欧州と殺場での感染、肉骨粉による土壌汚染からの感染、血液感染、母子感染など、種の壁を超え、エイズを上回る狂牛病の恐怖を余すことなく暴いた書。

雪印の落日
——食中毒事件と牛肉偽装事件

藤原邦達著

四六判並製
三一四頁
2000円

史上最大の集団食中毒事件となった雪印乳業食中毒事件に続く雪印食品の牛肉表示偽装事件。日本を代表する食品メーカーで起きた、考えられないような事件。本書は食品衛生学の第一人者の著者が、企業と国の責任を問う。

食品汚染読本

天笠啓祐著

A五判並製
二一六頁
1700円

遺伝子組み換え食品から狂牛病まで、今日ほど消費者の食品にたいする不安と不信が拡がったことはない。取り締まるべき農水省・厚生労働省は事態を深刻化させるばかり。本書は、不安な食品、危ない食卓の基本問題と解決策を分かり易く解説！

プロブレムQ&A
ハイテク食品は危ない【増補版】
[蝕まれる日本の食卓]
天笠啓祐著

A5変並製
一四二頁
1600円

遺伝子組み換え大豆などの輸入が始まった。またクローン牛、バイオ魚などハイテク技術による食品が食卓に増え続けている。しかし、安全性に問題はないのか。最新情報を増補し内容充実。遺伝子組み換え食品問題入門書。

プロブレムQ&A
なぜ脱原発なのか?
[放射能のごみから非浪費型社会まで]
西尾漠著

A5判並製
一七六頁
1700円

なぜ原子力発電所は廃止しなければならないのか、増え続ける放射能のごみはどうすればいいのか、原発を廃止しても電力の供給は大丈夫なのか——原発に賛成のひとも反対のひとも私たちの暮らしと地球の未来のために、改めて考える書。

クリティカル・サイエンス2
核燃料サイクルの黄昏
緑風出版編集部編

A5判並製
二四四頁
2000円

もんじゅ事故などに見られるように日本の原子力エネルギー政策、核燃料サイクル政策は破綻を迎えている。本書はフランスの高速増殖炉解体、ラ・アーグ再処理工場の汚染など、国際的視野を入れ、現状を批判的に総括したもの。

クリティカル・サイエンス3
遺伝子組み換え食品の争点
緑風出版編集部編

A5判並製
二八四頁
2200円

豆腐の遺伝子組み換え大豆など、知らぬ間に遺伝子組み換え食品が、茶の間に進出してきている。導入の是非や表示をめぐる問題点、安全性や人体・環境への影響等、最新の論争、データ分析で問題点に迫る。資料多数!

クリティカル・サイエンス4
遺伝子組み換えイネの襲来
遺伝子組み換え食品いらない!キャンペーン編

四六判上製
二二二頁
2400円

遺伝子組み換え技術が私たちの主食の米にまで及ぼうとしている。日本をターゲットに試験研究が進められ、解禁されるのではと危惧されている。遺伝子組み換えイネの環境への悪影響から食物としての危険性まで問題点を衝く。

核廃棄物は人と共存できるか
マルチーヌ・ドギオーム著/桜井醇児訳

四六判上製
一八〇頁
1700円

放射性廃棄物の処分は、その固有の毒性のため極めて困難な問題である。しかも、半減期がプルトニウムの場合で二万四〇〇〇年で、史上最悪の猛毒といわれる。本書はフランスの核廃棄物処理問題の分析を通し、人類と共存しえない事を明確にする。